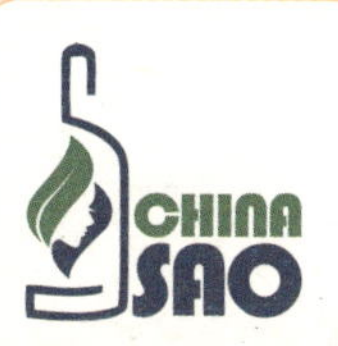

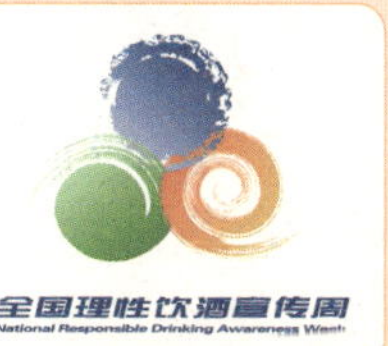

理性饮酒
知识读本

刘剑君　主编

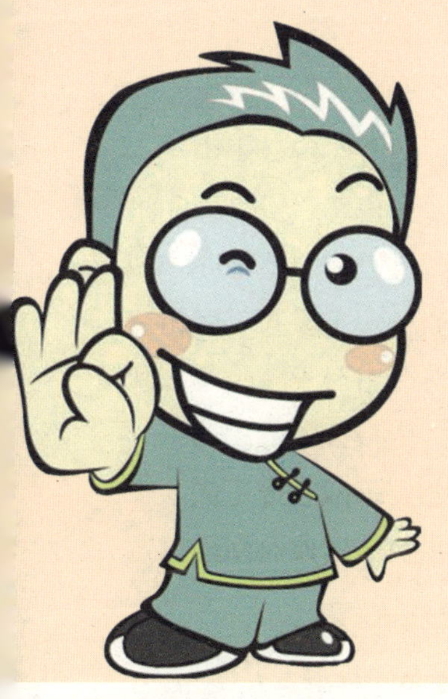

中国环境出版集团·北京

图书在版编目（CIP）数据

理性饮酒知识读本 / 刘剑君主编 .—北京：中国环境出版集团，2018.10
（新农村健康教育系列丛书）
ISBN 978-7-5111-3850-7

Ⅰ. ①理… Ⅱ. ①刘… Ⅲ. ①酒—关系—健康—基本知识 Ⅳ. ① R163

中国版本图书馆 CIP 数据核字（2018）第 227033 号

出 版 人　武德凯
策划编辑　徐于红
责任编辑　赵　艳
责任校对　任　丽
封面设计　几至工作室

出版发行　中国环境出版集团（100062 北京市东城区广渠门内大街16号）
网　　址：http://www.cesp.com.cn
电子邮箱：bjgl@cesp.com.cn
联系电话：010-67112765　编辑管理部
010-67162011　生态分社
发行热线：010-67125803　010-67113405（传真）
印　　刷　北京中科印刷有限公司
经　　销　各地新华书店
版　　次　2018年10月第1版
印　　次　2018年10月第1次印刷
开　　本　787×1092　1/32
印　　张　3.75
字　　数　100千字
定　　价　20.00元

《新农村健康教育系列丛书》

丛书总策划

总策划：刘剑君　罗永席

策　划：么鸿雁　陶克菲　徐于红

丛书总编委

丛书主编：刘剑君

丛书副主编：么鸿雁　赵文华　陶　勇

钱　玲　吕　青

丛书秘书：郑文静　王琦琦

丛书编写办公室

主　任：徐于红

副主任：赵　艳

成　员：俞光旭　赵楠婕　王　菲

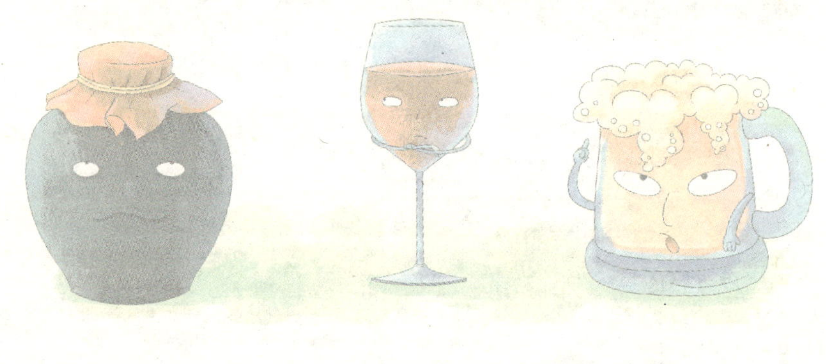

《理性饮酒知识读本》编委会

主　编：刘剑君

副主编：么鸿雁　何　勇

编　委：（按姓氏笔画排序）

么鸿雁　王琦琦　刘剑君　何宇纳

何　勇　李媛秋　李　琪　杨媞媞

俞学群　胡小琪　赵文华　徐国纲

钱　玲　赖建强

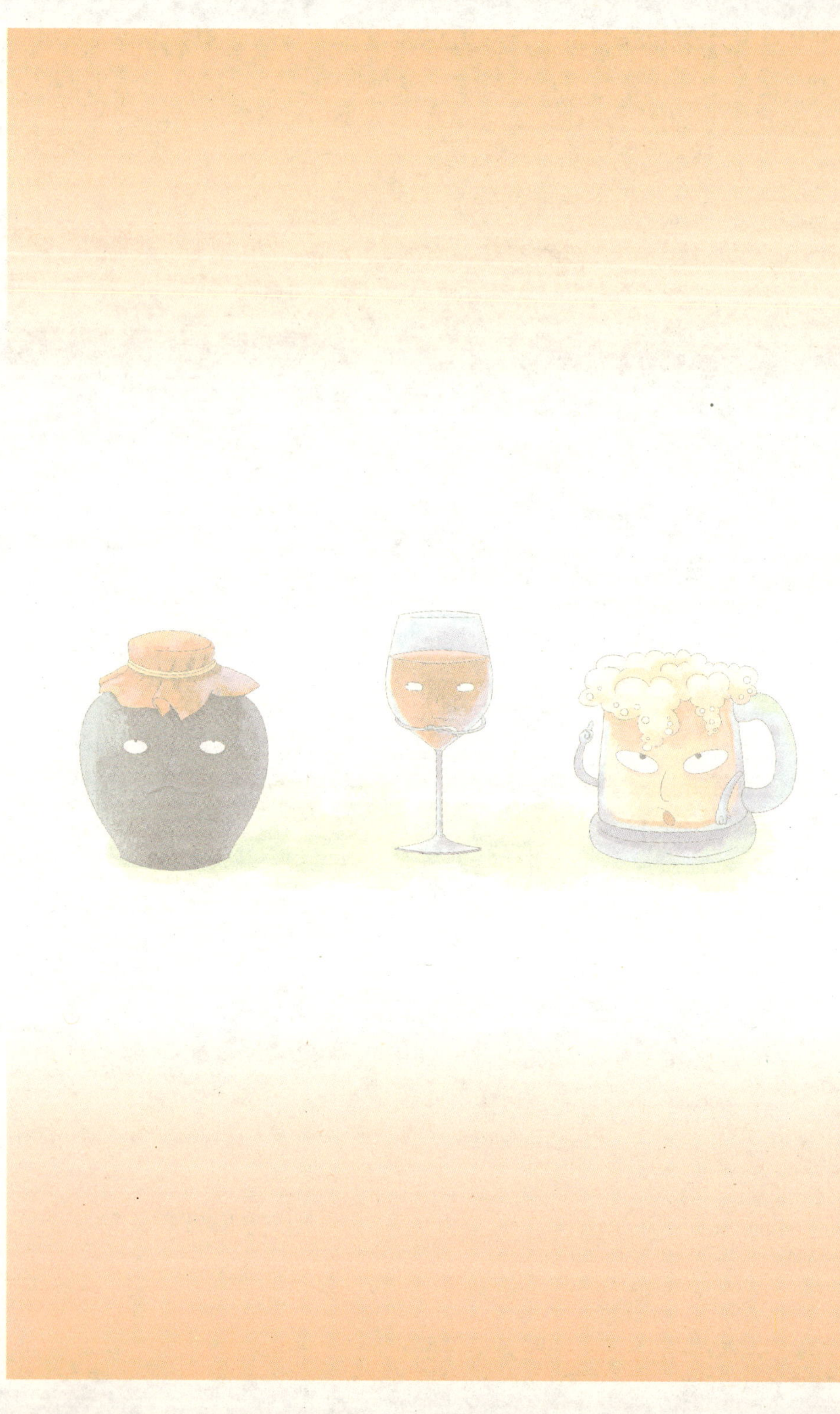

序（一）

健康是促进人全面发展的必然要求，是经济社会发展的基础条件。随着我国疾病谱、生态环境、生活方式的不断变化，城乡居民的健康问题也日益复杂，面临多重疾病威胁并存、多种健康影响因素交织等诸多问题。当前，受经济发展、生产生活环境、卫生条件和健康设施等诸多因素影响，广大农村地区面临的健康问题更加严重，农村居民获取的卫生和健康知识不足、渠道有限，对健康教育的需求也非常迫切。

在中国疾病预防控制中心和中国环境出版集团的共同努力下，我们精心策划出版了这套《新农村健康教育系列丛书》，旨在为农村居民了解和学习卫生健康知识提供专业指导，通过最适合当前广大农村地区实际情况的健康知识传播途径，针对主要的健康问题，开展有效地健康教育，并通过倡导健康文明的生活方式、培养自主自律的健康行为、营造健康支持性环境，对农村居民的个人健康、生活质量和家庭幸福产生积极的促进作用，以支持广大农村地区开展健康教育工作。

本丛书有三个鲜明特点：一是深入浅出。以农村居民为主要读者群体，通俗易懂地讲述健康知识。二是图文并茂。采用插图和照片等多种方式，传递健康信息。三是实用有趣。通过故事性的叙述，形象生动地呈现农村居民生产生活中的实用知识。我们衷心期待本丛书能为广大农村居民获取健康知识、改善生活质量发挥积极的促进作用，并推动全社会更加关心、关注、关爱广大农村地区的健康事业发展！

本丛书第一辑推出农业伤害预防、儿童健康、妇女健康、老年健康、营养、理性饮酒、环境、常见慢性病防治和结核病防治九本知识读本，从不同方面为农村居民介绍卫生健康知识，全方位提供专业指导。

《新农村健康教育系列丛书》编委会

序（二）

最近几年，只要提及酒，酒行业、学术界、还有一些国际组织就特别不愿意和健康放在一起，我认为：我们需要搞清楚酒与健康之间的关系，包括正面的和负面的影响，只要是客观陈述和传播就是理所当然的，没有必要闪烁其词，也没有必要讳莫如深，更没有必要讳疾忌医。世界卫生组织对健康的定义："健康是人类生理上、心理上和社会适应性上的完好状态，而不仅仅是没有疾病或者不虚弱"。我们知道，"适量饮酒有益健康"这是被国内国际众多科学验证的常识，只要适度摄入，可以使人精神愉悦，减轻抑郁程度。因为精神健康，是人体健康的重要组成部分。而我们要摒弃的是过量和超量饮酒这些不健康、不理性和不文明的饮酒行为。其实，超量饮食任何食品，都会对人体造成危害。对于饮酒环境，东西方差异还是非常大的，西方主要以个人享受主动型饮酒为主，而中国则是社交分享被动型饮酒为主，因此，对于适量饮酒的定性、定量，以及政策制定和消费者教育等方面，也应该有所差异。因此，不变的是酒对健康的影响，而需要改变的则是对适量饮酒的理解和传播方式。

在中国传统文化中，酒是承载和抒发情感的重要表达媒介，但在各种喜庆和交际场合，不理性的饮酒方式、习俗甚至"文化"较为常见。"干杯文化""拼酒文化"、未成年人饮酒，特别是酒后驾驶等一系列非理性饮酒行为，不但损害了人们的身心健康，危害公共安全，影响了社会和谐，也让消费者对酒产生了误解。为在全社会中广泛传播理性文明饮酒、适量饮酒、快乐生活的理念，彰显酒类行业对于社会责任的担当，中国酒业协会一直致力于这方面工作的开展。

我们认为，就不良的饮酒文化来说，尽管消费者的个人选择起着重要作用，但是，酒行业应该肩负责任感和使命感，来帮助消费者获得饮酒的相关知识，鼓励消费者理性、适量饮酒，在饮酒的同时，保证自己和他人的安全和健康。

在行业发展中，我们需要构建产业与政府、社会各界、媒体以及消费者的和谐关系。强化社会责任，提高公信力，关注和解决与过量饮酒相关的社会问题，是酒类行业实现新型发展的重要内容，也是推动行业持续发展的有力保障！

在倡导理性饮酒方面，协会可谓首创之功。

2008 年 4 月 8 日，中国酒业协会在三届五次理事会期间，举办了“倡导理性饮酒，做良好企业公民”论坛，历史性地首倡理性饮酒。

2008 年 10 月 19—20 日，由中国酒业协会和原国际酒精政策中心共同主办的“2008 世界酒业大会”在北京召开，倡导理性饮酒的同时，还开展“向酒驾说‘不’”等公益教育活动。

2015 年 7 月 11 日，中国酒业协会酒与社会责任联盟在四川成都成立，联盟主要职责是带动全行业全社会树立理性饮酒的文明之风。

2015 年 10 月 16 日，中国酒业协会设立并发起“全国理性饮酒日”。活动主题为“理性文明拒绝酒驾”，活动在全国 354 个城市展开。

2016 年宣布每年 10 月的第三周周五开始为期 8 天为“全

国理性饮酒宣传周”，当年10月21—28日开展了“关爱成长非成勿饮”的宣传周活动，同时开展了“万店承诺不向未成年人售酒”活动，有426个县级以上城市同期举办宣传活动，上百个酒类企业、经销商和地方协会的上万名企业员工和志愿者参与，共同倡导理性饮酒。

2017年10月20—27日，开展了“适量饮酒，快乐生活”的宣传周活动，除北京主会场外，全国共设有上海、重庆、深圳、杭州、厦门、武汉、哈尔滨、承德、烟台、大连、宜宾、蓬莱等12个分会场，457个县级以上城市开展活动。主题微电影《杯酒人生》点击量累计约达5 000万次。发布了酒业协会首份理性饮酒调查报告《2017中国饮酒人群适量饮酒状况白皮书》，历时5个月，样本量达8万。线上线下活动内容丰富多样化，覆盖7 000万消费者，收到了良好的效果，获得了巨大的社会反响。

特别要提到的是，如今的酒类企业和经销商已经把理性饮酒的认知上升到了一个高度，使我们对理性饮酒这项公益活动的推进更加充满信心！协会今后要不断总结经验，探索新的形式和新的方法，坚持不懈，力争把“全国理性饮酒宣传周”打造成为一个有更大影响力的公益活动品牌。

中国酒业协会副理事长兼秘书长

宋书玉

2018年9月7日

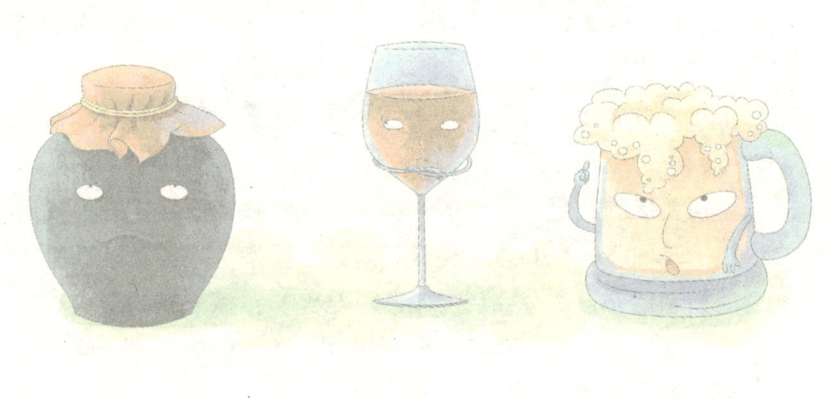

目录

第一章 酒文化与常识

第二章 饮酒行为

第三章 酒的生理作用

第四章 饮酒与健康

第五章 妇女儿童与饮酒

第六章 饮酒相关危险行为

第一章

酒文化与常识

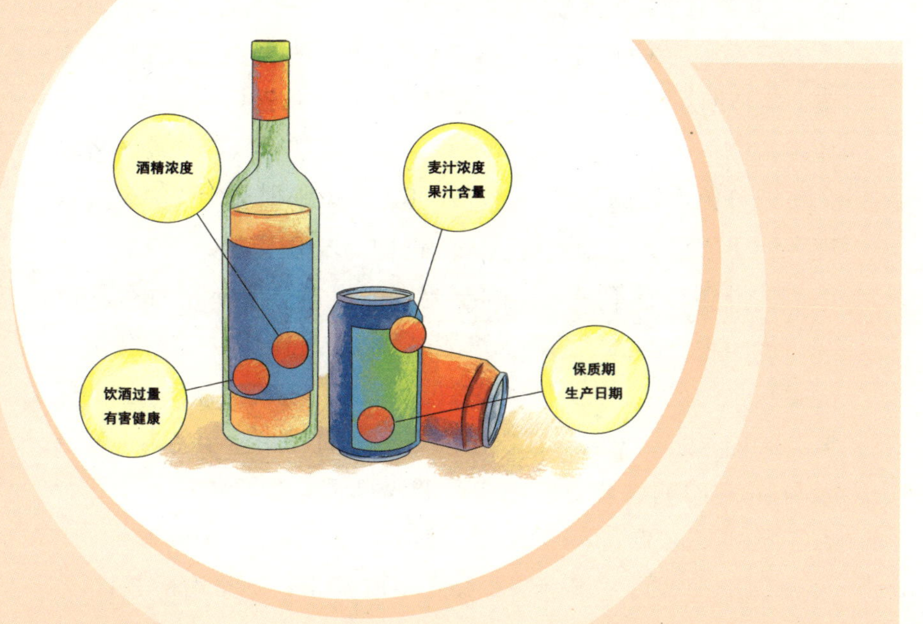

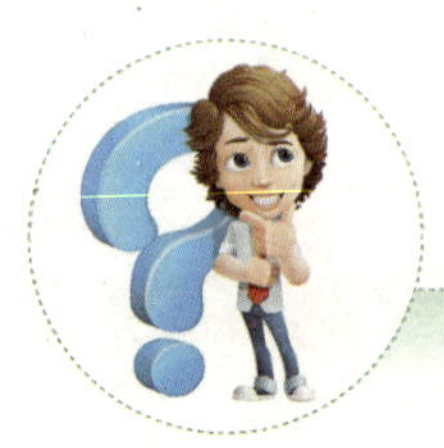

1. 酒是怎么起源的?

关于人类饮酒的起源，有研究者推测：早在数千万年前，原始人类被迫从树上转移到地面生活后，经常拣拾掉到地上的水果作为食物，包括一些因腐烂发酵富含酒精的水果，从那时候起人类就开始“饮酒”了。最近一项对人类酒精酶代谢的研究发现，约1 000万年前人类祖先的这种酶发生了突变，这佐证了前述的推测。酒不是人类的发明，而是自然界本来就有的产物。而有目的的酿酒活动，可能最早发生在距今9 000年前，随着农业的发展，人类有了多余的可被储存的食物，开始主动酿酒。国内考古学证实，在出土的新石器时代陶器制品中，就已经有了专门的酒器，如磁山、裴李岗遗址发现的陶壶（距今7 355 ~ 7 235年前）、河姆渡文化晚期遗址发现的陶盉（距今6 000 ~ 7 000年前）以及三星堆遗址出土的陶杯、觚、壶和青铜酒器（距今4 888 ~ 6 818年前）。

考古学发现，人类最早酿造的酒是果酒和乳酒。人类将含有糖分的野果、兽乳放在容器中，使其自然发酵，就产生了果酒和乳酒。在亚美尼亚南部一处洞穴内，发现全世界最古老的葡萄酒酿造设施，包括压榨葡萄的缸、发酵罐、酒杯和大碗，距今有6 000年历史。第二代酒是用粮食做的人工发酵酒，谷物在经过糖化前不能直接发酵，因此需要在酿酒原料中添加糖化发酵剂（曲药），这种人工发酵过程较前面的果酒酿造要复杂得多。第三代为蒸馏酒，是用特制的蒸馏器将酒液加热，由于酒精（乙醇）较易挥发，加热后产生的蒸汽中含有大量酒精，收集酒气并经过冷却，其酒度比原酒液的酒度要高得多，蒸馏酒度数可高达60%以上，我们所熟悉的白酒、白兰地、威士忌等都是蒸馏酒。

从文字记载来说，酿酒的起源有“猿猴造酒说”“天星造酒说”“仪狄造酒说”“杜康造酒说”等说法。《战国策·魏策》说：“昔者，帝女令仪狄作酒而美，进之禹”。《酒诰正义》说：“少康作秫酒”。但仪狄和杜康的时代约在距今4 000年前，比考古学证据指向最早酿酒的年代（距今至少6 000 ~ 7 000年前）晚了很多，所以尽管仪狄和杜康被奉为酿酒的先祖，但酒的酿造技术发明可能并非是某个人的功劳。至于蒸馏酒的起源，则有汉代、晋代、唐代、宋代、元代等不同的说法，还没有定论。

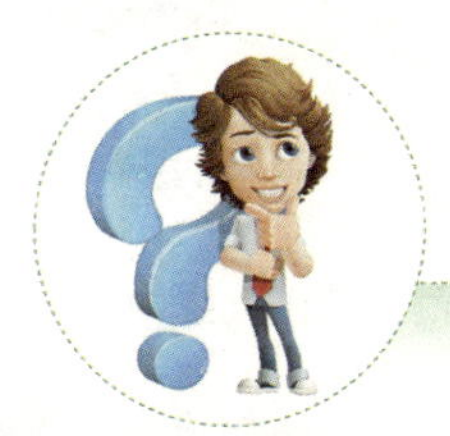

2. 酒是怎么分类的?

市面上出售的酒，琳琅满目，品种繁多，如啤酒、黄酒、葡萄酒、果酒、白酒、白兰地、威士忌、药酒、鸡尾酒。这些酒按不同的方式可以分成若干类。常见的分类包括以下几种。

（1）按酿造方法分类，可分为发酵酒、蒸馏酒、配制酒和露酒。

- ❖ 发酵酒：如葡萄酒、果酒、啤酒、黄酒，包括马奶酒、醪糟等都属于发酵酒，在生产过程中不经过蒸馏便形成最终产品，一般酒精含量低，在3%~18%。
- ❖ 蒸馏酒：中国白酒、威士忌、白兰地、伏特加、朗姆酒都属于蒸馏酒，必须经过蒸馏过程才取得最终产品，酒精度数高，一般在25%以上，可长期储存。
- ❖ 配制酒：以发酵酒、蒸馏酒、食用酒精等为酒基，加入可食用或按照传统既是食品又是中药材（或符合相关规定）的辅料或食品添加剂，进行调配、混合或再加工制成的饮料酒。鸡尾酒就是最典型的配制酒。
- ❖ 露酒：以黄酒、白酒为酒基，加入可食用或按照传统既是食品又是中药材（或符合相关规定）的物质，经浸提和/或复蒸馏等工艺或直接加入从辅料中提取的有用成分，制成的具有特定风格的饮料酒。竹叶青、蛇酒、参茸酒等都是露酒。

（2）按原材料分类，可分为粮食酒、果酒和代粮酒。

- ❖ 粮食酒：以粮食为主要原料生产的酒，如高粱酒、糯米酒、包谷酒等。
- ❖ 果酒：以果类为原料生产的酒，如葡萄酒、苹果酒、香槟酒等。
- ❖ 代粮酒：用粮食和果类以外的原料，即野生植物淀粉原料或含糖原料如薯干、木薯、芭蕉芋等为原料生产的酒。

（3）按商品特性分类法，分为白酒、黄酒、果酒、啤酒、露酒和配制酒等。

这六类中，根据颜色可分为无色酒和有色酒，除白酒为无色酒以外，其他均属于有色酒。啤酒可分为生啤酒和熟啤酒两类，也可分为淡色啤酒、浓色啤酒和黑色啤酒三类；葡萄酒可分为白葡萄酒、红葡萄酒和桃红葡萄酒三类。黄酒可分为传统型、清爽型、特型和红曲酒。黄酒和葡萄酒根据口味的甜淡程度，可分为干型、半干型、半甜型和甜型四类。

（4）中国白酒可按香型分类，常见香型有：

❖ 酱香型：具有酱香突出、细腻、醇厚、回味长久等特点。

❖ 浓香型：具有窖香浓郁、芳香、绵甜、香味谐调等特点。

❖ 清香型：具有清香醇正、醇甜、柔和、余味爽净等特点。

❖ 米香型：具有蜜香、清雅、绵柔等特点。

此外，还有凤香型、豉香型、芝麻香型、特香型、兼香型、老白干香型、董香型、馥郁香型等。

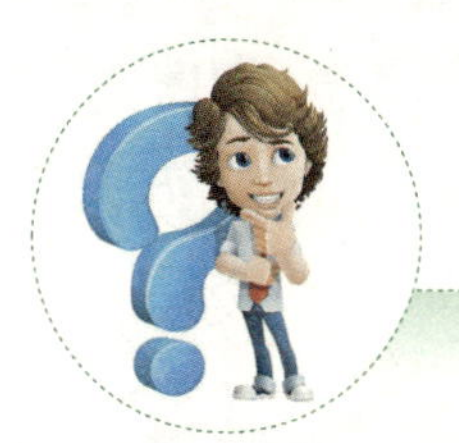

3. 酒是怎么生产的？

酒的生产工艺比较复杂，以下对几种常见酒的生产过程进行简单描述。

白酒的酿造过程：①原料粉碎，使原料便于蒸煮，淀粉充分被利用；②配料，将新料、酒糟、辅料及水配合在一起；③蒸煮使淀粉糊化；④蒸熟的原料，用扬渣或晾渣的方法，使原料迅速冷却，达到微生物适宜生长的温度；⑤拌醅，冷却后加入曲子和酒母；⑥醅料入窖进行发酵，通常醅料上盖上一层糠，用窖泥密封，再加上一层糠；⑦发酵成熟后的醅料称为香醅，通过蒸酒把醅中的酒精、水、高级醇、酸类等有效成分蒸发为蒸气，再经冷却即可得到白酒，并通过掐头去尾的办法尽量去除杂质；⑧装瓶并贴标装盒，上市发售。

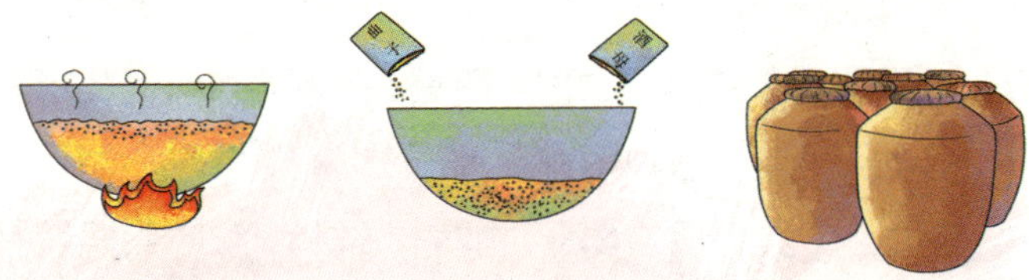

葡萄酒的酿造过程：①采摘葡萄及选料；②传入压榨机进行去梗破皮；③葡萄汁和葡萄皮泵入发酵桶中，开始发酵过程；④发酵完成后，酿酒师导入乳酸菌，使葡萄酒进入苹果酸－乳酸发酵，柔化口感；⑤ 将葡萄酒转入适合陈酿的容器中，如橡木桶。陈酿的时间一般为 18 个月；⑥换桶，并过滤掉酒中的漂浮物；⑦由酿酒师进行调配，并装瓶；⑧装瓶后会放在酒架上进行陈年，特别是一些优质红葡萄酒；⑨贴标装盒，上市发售。

啤酒的酿造过程：①制麦：收获大麦后贮存 2~3 个月，在浸麦槽洗麦、吸水后，进入发芽箱发芽成为绿麦芽，绿麦芽经烘

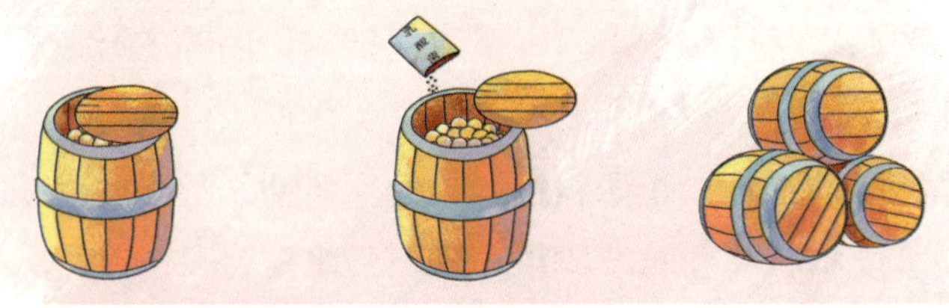

干去根后制成成品麦芽；②成品麦芽进行粉碎，制成酿造用麦芽，放入糊化锅里与水混合，加热后沸腾成为麦芽汁，再加入酒花和糖；③冷却后加入啤酒酵母进行发酵。麦汁中的糖分分解为酒精和二氧化碳，约一周就生成“嫩啤酒”，再经过几十天使其成熟；④装瓶、装罐，贴标装箱后上市发售。

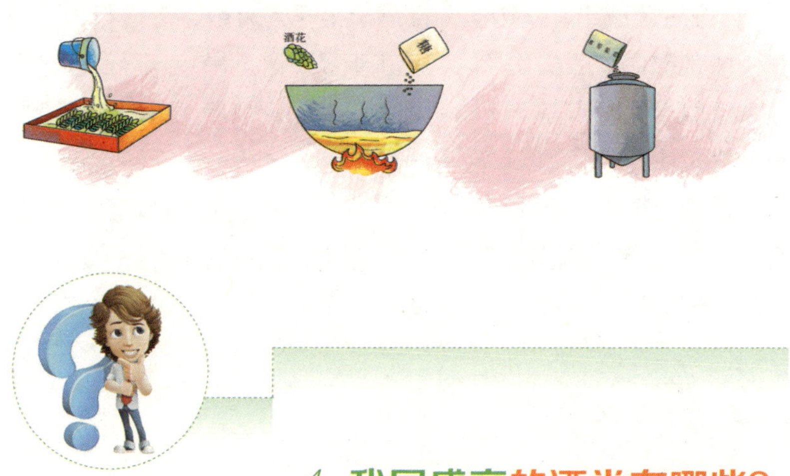

4. 我国盛产的酒类有哪些？

1949 年之后，我国统一用“白酒”代替了以前使用的“烧酒”或“高粱酒”等名称。白酒是中国有特色的酒类产品。2017 年全国白酒折合 65 度商品量为 1 198.1 万千升，相当于全国人均近 10 升。其中，四川白酒折合 65 度商品量为 372.4 万千升，占全国总量的 31%。排名随后的有河南、山东、江苏、吉林、湖北、黑龙江、贵州、安徽和北京，排名前十的省份白酒产量超过了全国总量的 84%。

我国的啤酒产量连续十余年稳居世界首位。2017 年全国啤酒产量为 4 401.5 万千升。我国啤酒产区分布较广，大多数省份都有啤酒生产。山东省的啤酒产销量一直遥遥领先，此外，广东、河南、浙江、四川等都是啤酒生产大省。很多国外啤酒品牌在国内也设有工厂。

2017 年全国葡萄酒产量为 100.1 万千升，占全球总产量的 4%，排名全球第九。中国葡萄酒产区较为分散，规模较小，多在中国东部，包括东北产区、胶东半岛产区、昌黎产区、沙城产区、天津产区、宁夏产区、新疆产区等。近几年，进口葡萄酒增长速度较快。

黄酒是世界上最古老的酒类之一，也是我国有特色的酒类产品。但黄酒的产销相对区域化，主要集中在浙江、江苏、江西、福建、安徽和上海等地，与白酒和啤酒相比，市场份额比较小。

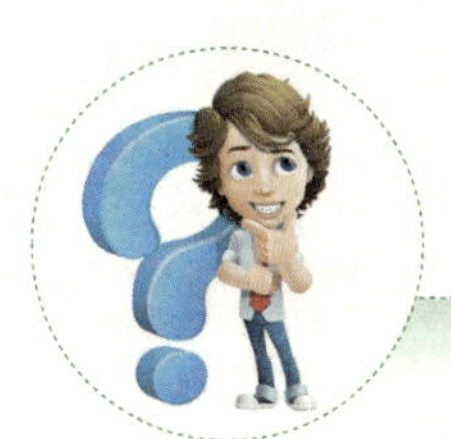

5. 酒的标签包括哪些重要信息？

2012 年，国家卫生与计划生育委员会发布了食品安全国家标准《蒸馏酒及其配制酒》（GB 2757—2012）和《发酵酒及其配制酒》（GB 2758—2012），其中对饮料酒的标签作了规定。

我们在购买饮料酒需注意以下信息：

❖ 酒精度，如“酒精度：13%VOL”，就表示 100 毫升酒中，含有 13 毫升的酒精（乙醇）。

- ❖ 警示语，包括“过量饮酒，有害健康”及其他，如“酒后不驾车”“未成年人不饮酒”；另外，用玻璃瓶包装的啤酒会标示如“切勿撞击，防止爆瓶”等警示语。
- ❖ 低度酒（如啤酒或葡萄酒）的生产日期及保质期。高度酒（如白酒）一般不标示保质期，原则上高于 10 度的饮料酒包括黄酒、葡萄酒也可免于标示。
- ❖ 啤酒应标示原麦汁浓度，以“原麦汁浓度”为标题，以柏拉图度符号“°P”为单位。果酒（葡萄酒除外）应标示原果汁含量，在配料表中以“××%”表示。

需要把这两种单位与酒精度的“%VOL”区分开来。

需要注意的是，目前市场上预调鸡尾酒比较流行，这种产品

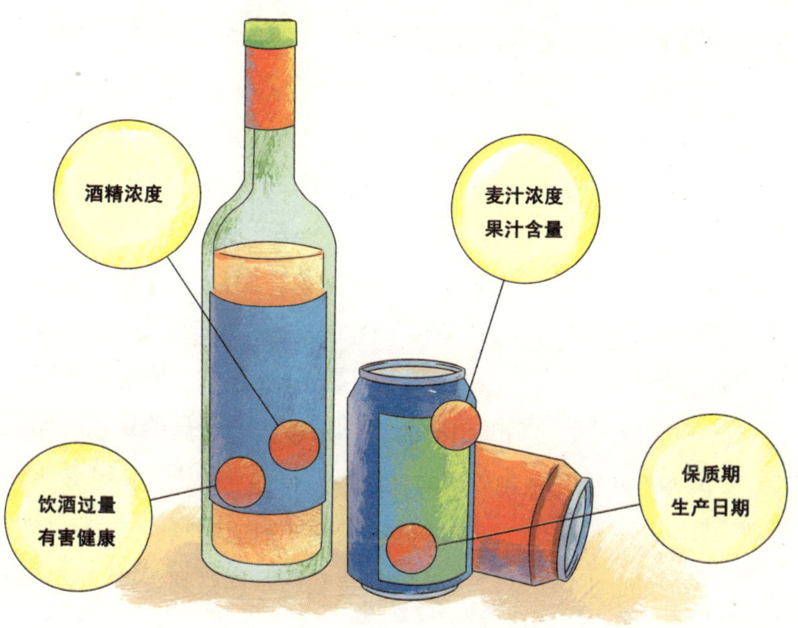

包装类似常规饮料，外包装有关“酒”和“酒精度”等字样很小，而“果汁含量”等字样却比较明显。消费者，特别是未成年人应该仔细辨认，避免把这些酒类产品当成普通饮料购买。

6. 什么是酒的度数？

我们经常听到这个酒是 38 度，那个酒是 52 度，那么这个度数指的是什么呢？人们常用酒的度数来衡量酒的烈性程度，指酒里面含酒精（乙醇）的体积百分比。打个比方，40 度的烈性酒，就是在 100 毫升的酒中，含有 40 毫升纯酒精。酒的度数一般是在 20℃时测得，温度不一样，酒精和水的比重也会发生变化。

市场上常见的啤酒的度数一般是 3% ~ 5%，葡萄酒一般是 12% ~ 14%，黄酒一般是 14% ~ 20%，烈性酒如白酒、威士忌、白兰地、伏特加等一般是 30% ~ 60%。当然也有例外，世界最烈的啤酒“蛇毒”（Snake Venom）度数高达 65%；波兰精馏伏特加是最烈的烈性酒，度数达到 96%，和纯酒精差不多。

酒的度数可以在酒的包装上找到，但需要注意的是，啤酒瓶包装上常有的度数标志，如 8° P、10° P、11° P、12° P 等，是指啤酒生产原料麦芽汁的浓度。以标着 12° P 的啤酒为例，该啤酒是用含糖量为 12 度的麦芽汁酿造而成的，如问答 5 中所说的，应把麦芽汁浓度与酒精度数（一般是 3% ~ 5%VOL）区别开来。

7. 酒可以存放多长时间?

微生物在 10% 的酒精溶液里难以生长繁殖，不易产生有害物质。根据国家质检总局和国家标准委的规定，从 2006 年 10 月 1 日开始，10 度以上的饮用酒可以不用标注保质期。这是根据国际食品法典委员会（CAC）发布的 CODEX 标准（食品法典）制定的，是国际惯例。以下以白酒、葡萄酒和啤酒为例谈谈酒该如何存放。

白酒有越陈越香的说法，在适合的贮藏条件下，放置比较长时间的白酒有更沁人的芳香和柔和的口感。这是因为白酒中能散发芳香气味的是乙酸乙酯，在新酿的酒里它的含量很低，而自然窖藏后，酒里的醛不断氧化成羧酸，再和酒精酯化，生成具有芳香气味的乙酸乙酯，使酒质醇厚，产生酒香。高度白酒可以放置较长时间。但是，如果是已经开封的或密封性不够好的白酒，或温度湿度条件不当，时间长了酒的口感会变淡，甚至可能变酸变馊。

葡萄酒一般在 10 度以上，按理也可以不标注保质期。但很多国产葡萄酒生产企业都在标签上标注了 8 ~ 10 年的保质期，一是为了照顾国人消费习惯，葡萄酒超过 3 年会开始产生沉淀物，会被认为出现了质量问题；二是很多国产新鲜果香型葡萄酒最佳

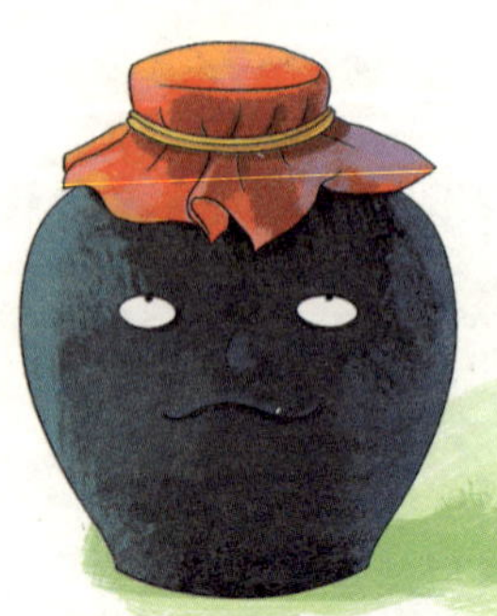

高度白酒放置时间较长但密封一定要好

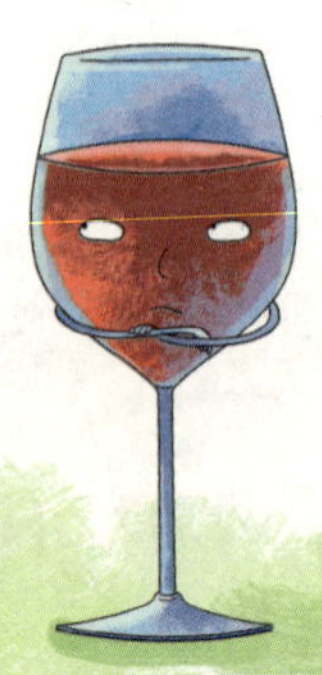

打开的葡萄酒要在几天内饮用完毕

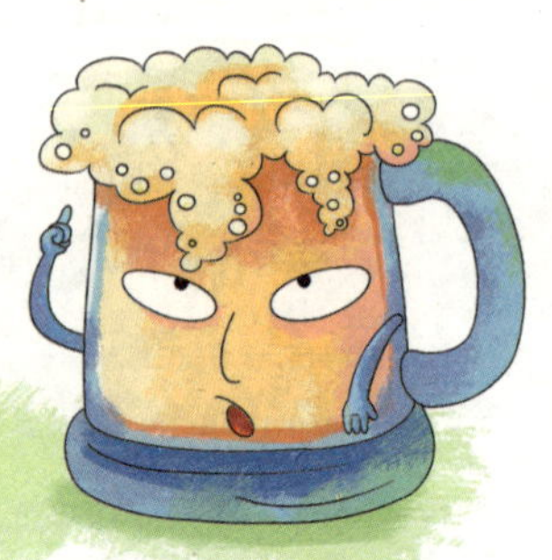

瓶装啤酒保质期为半年灌装啤酒在一年左右

饮用期是1年以内，时间长了果香味会慢慢消失。葡萄酒并不是放越长时间越好，只有少部分特别好的葡萄酒才有陈年收藏价值，而且还是保存方法适当的情况下（恒温、恒湿、避光、避震、无异味和平放）；一般价位的普通葡萄酒存放时间过长，酒质会变得粗糙或变酸变苦，甚至变质，就不适合饮用了。绝大多数葡萄酒建议在装瓶后1～2年内饮用。开封后，葡萄酒会迅速氧化，如果一次没有喝完，即使放置在冰箱里，也应该在几天内饮用完毕。

啤酒与其他度数高的酒不同，特别讲究新鲜感。啤酒的保质期主要不是从食品安全的方面，而是从外观方面（浊度）来说的。因为啤酒成分非常复杂，随着储存时间的推移，会不可避免地相互反应，有一些成分会沉淀出来，产生浑浊，而国家标准对浊度有一定的要求。一般情况下，鲜啤酒保存时间很短，仅有几天，瓶装啤酒保质期则为半年，罐装啤酒在一年左右。啤酒储存时间过长之后，酒体中含有的某些物质不可避免会被氧化，口感会发生很大的变化，产生“老化味”，甚至变质，所以尽量饮用“新鲜”的啤酒。啤酒开启之后，应在几个小时之内喝完，因为接触空气之后，细菌很容易繁殖，使啤酒变质。

8. 当我们说“酒文化”时，我们在说什么？

“酒文化”这一名词较早是著名经济学家于光远先生提出的。萧家成先生描述酒文化就是“围绕着酒这一中心所产生的一系列物质的、技艺的、精神的、习俗的、心理的、行为的现象总和”。从以上定义来看，酒文化既包括了酒本身和酒的酿造原料、酿造工具、饮酒器具这些物质文化，也包括了酒的酿造技术、与饮酒行为相关的习俗、礼仪、艺术，以及人们对酒的信仰、观念等精神文化内容。以下从几个方面简单地谈谈。

从社会生产来说，在漫长的历史过程中，我国形成了一系列与酒相关的产业，发展了精湛的具有本地特色的酿酒技术，推动了社会生产力的发展。

从饮酒礼仪来说，受儒家传统思想影响，中国人饮酒文化体现了尊卑长幼等礼仪规范。中国人喝酒看重饮酒社交功能，“喝的是感情”，行酒令、划拳、相互劝酒是中国人饮酒的特色，场面热闹，气氛融洽。但也形成了一些不良的风气，如“宁可胃上烂个洞，不让感情裂条缝”等，应该坚决反对。

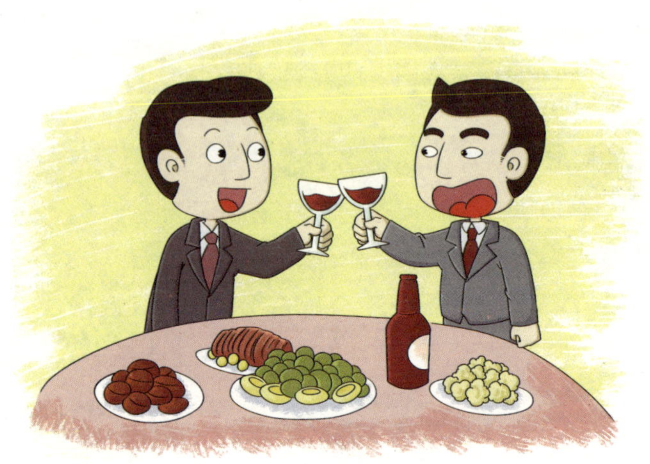

从社会功能说，人们在喜悦时，以酒抒情；无聊时，以酒排遣；郁闷时，借酒浇愁；愤怒时，以酒抒愤。酒被用来拜祭神灵和祭祀祖先，用来在聚会和宴会上助兴。酒在维系亲情、发展人际关系，甚至实现政治目的上起到重要作用，如在著名的“乒乓外交”中，周恩来总理就以茅台酒宴请日本运动员。酒被认为能够“通血脉，散湿气”“行药势，杀百邪恶毒气”，传统上常被制成药酒和保健酒用来防病、强身，但是从现代医学观点来看，功效多有夸大。

从文化意义来说，酒与艺术紧密结合，如诗词，《诗经》中有“君子有酒，嘉宾式燕以乐”，李白有“人生得意须尽欢，莫使金樽空对月”的佳句，杜甫写过“白日放歌须纵酒，青春作伴好还乡”，陆游写过“百岁光阴半归酒，一生事业略存诗”；如书法，“书圣”王羲之与朋友在绍兴兰亭饮酒，写就天下第一行书《兰亭集序》；如绘画，晚唐孙位的名画《高逸图》、五代顾闳中的《韩熙载夜宴图》等都是描述饮酒场合的。

酒文化是中国传统文化的一个重要组成部分，蕴含丰富，自成体系。随着经济发展，酒文化的内容也愈来愈丰富。但与此同时，我们也要注意摒弃狂喝滥饮、拼酒斗酒的庸俗“酒文化”。

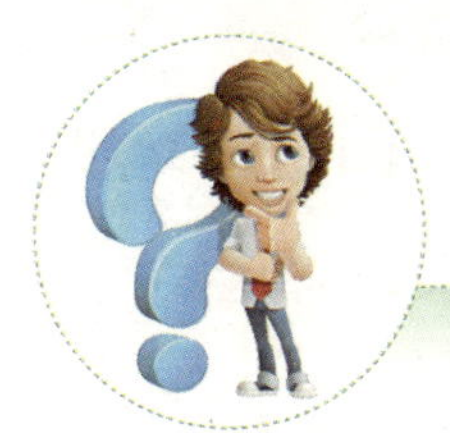

9. 我国酒文化有哪些特点?

由于地理条件、生活环境、价值观念、社会规范的影响，我国的酒文化呈现显著的特点。

中国最具特色的酒是以粮食为原料酿造的黄酒和白酒，而国外最具特色的是以葡萄为原料酿造的葡萄酒、白兰地，以及用麦芽酿造的啤酒。中国人用酒来祭祖、寄托情感、促进交际，无酒不成礼。

中国人喝酒，对喝酒本身的程序和酒具没有太多讲究，主张每次只饮一种酒，较少混着喝。西方人讲究酒与食材的搭配，有可能吃一道菜换一种酒。喝什么酒配用什么样的酒杯，也有比较多的规矩，比如说白葡萄酒、红葡萄酒和香槟都用不同的杯子，喝酒要仔细观色、闻香、品味、听音等。

中国人更多地把酒当成一种交际工具，看重饮酒的社交功能。酒文化深受传统伦理文化的影响，讲究长幼尊卑顺序。喝酒时喜欢行酒令、划拳，相互劝酒，比较尽兴，但也比较喧闹。西方看重酒的品鉴，虽然也会有相互敬酒，但碰杯不代表“干杯”，只是一种礼节。喝什么，喝多喝少，都由自己决定，但同时气氛也没有那么热闹。

中国酒文化与中医联系密切。所谓酒为“百药之长”，酒自古以来在中医治病中起到重要作用。市场上有很多加入不同药材的药酒和保健酒，被认为可治疗风湿或补气、补血、滋阴、补阳等。而国外虽然也有草药泡制的酒，但数量非常有限，且药用功能早已淡化，更多是突出草药所具有的特殊风味。

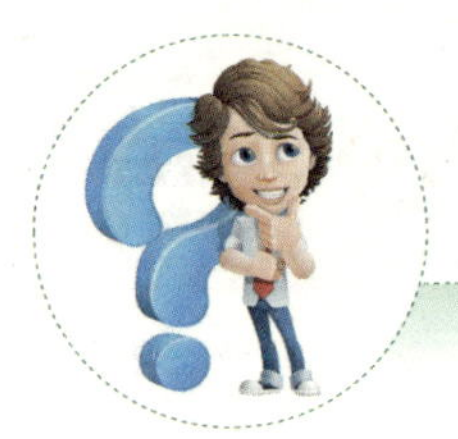

10. 人们为什么喝酒？

人们喝酒的原因千差万别，以下是一些常见的原因。

- ❖ 在商务应酬、节日聚会或婚嫁场合，饮酒被当作一种与人沟通、增进感情、活跃氛围的工具，特别在中国有“无酒不成席”一说。
- ❖ 酒同时有麻醉和兴奋作用，喝酒会有眩晕、飘移等感觉，很多人能从酒中获得快感，把饮酒当作一种乐趣。
- ❖ 有的人是被迫于交际应酬而不得不喝。在酒桌上，大家习惯相互劝酒，为了与其他人保持一致，或应他人要求，即使不喜欢喝酒，也会被动地喝酒。
- ❖ 有的人是因为无聊乏味或情绪波动，通过喝酒寻求刺激、缓解压力、解忧消愁或消解愤怒等。
- ❖ 有人认为酒类产品，特别是葡萄酒、黄酒、“纯粮食”酿造的酒或药酒、保健酒等对身体有益，喝酒以“强身健体”。

- ❖ 有的刚开始接触酒的人，会因为好奇心而开始喝酒。
- ❖ 年轻人寻求刺激、独立，通过饮酒这种自我探索行为来显示自己独立。
- ❖ 有人是因为喝酒成瘾而习惯性地喝酒。

不管是出于什么原因，我们都需要注意：成年人饮酒应该适量；如果本身是不喝酒的人，不要为了健康原因而开始饮酒；18岁以下儿童青少年、孕妇或某些患病人群应避免喝酒，否则会造成各种健康和安全问题；酒精依赖会造成躯体或精神的损害，带来不良的社会后果，有酒精依赖的人应寻找医生的帮助。

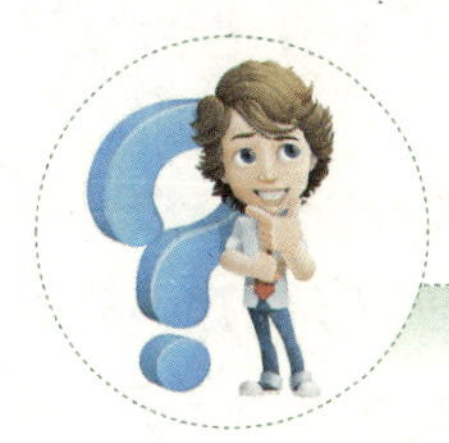

11. 喝酒的礼仪有哪些？

中国素有“礼仪之邦”的美誉，酒与礼的关系由来已久。中国的酒文化受尊卑长幼传统伦理文化影响深刻，在饮酒过程中把对人的尊重摆在最重要的位置。在正式的场合，酒桌上的座次很有讲究，谁是主人，谁是客人，都有固定的座位和敬酒次序。斟酒、敬酒、干杯也都有相应的程式。

斟酒：一般来说，酒水应当在要饮用时再斟入酒杯。有时，主人为了表达对来宾的敬重、友好，还会亲自斟酒。他人斟酒，要端起酒杯致谢，必要时还需起身站立，或欠身点头为礼。有时，可以回敬以“叩指礼”，即以右手拇指、食指、中指捏在一起，指尖向下，轻叩几下桌面，表示的是在向对方致敬。主人为来宾斟酒时注意：①要面面俱到，一视同仁，不能有挑有拣，只给个别人斟酒；②要注意顺序，可以按顺时针方向，从自己所坐之处开始，也可以先为长辈、嘉宾斟酒；③斟酒要适量，白酒与啤酒均可以斟满，葡萄酒不宜斟满。

祝酒：是指主人向来宾提议，为了某种事由喝酒。在祝酒时，通常要讲一些祝愿、祝福的话。祝酒，可以随时在饮酒的过程中进行，频频举杯祝酒，会使现场氛围热烈欢快。但要是正式的祝酒词，一般是在宾主入席后、用餐前开始。祝酒词不应该长篇大论，喋喋不休，使宾客在桌上等候太长时间。在他人祝酒或致辞时，宾客应停止用餐或饮酒，坐在自己的座位上，认真聆听。

敬酒：指在祝酒时，劝说他人喝酒，或是建议对方与自己同时喝酒。晚辈对长辈敬酒要主动，而且敬酒时应双手捧杯，身体稍弯或点头以示敬意。敬酒时，应起身站立，右手端起酒杯，与对方有目光交流，说一些祝贺或称颂的话。而别人来敬酒后，应该手持酒杯起身站立。即使滴酒不沾，也要以茶杯或饮料杯替代。在干杯时，应该手举酒杯至双眼高度，将杯中酒喝完，或者喝适当的量，然后手持酒杯与敬酒的人对视一下，这一过程才告结束。在主人敬酒后，应当回敬主人。碰杯时不要用力过猛，出于敬重之意，可让自己的酒杯比对方的低。与对方相距较远时，可以用“过桥”的办法，就是用酒杯之底部轻碰桌面，也相当于与对方碰杯。

第二章

饮酒行为

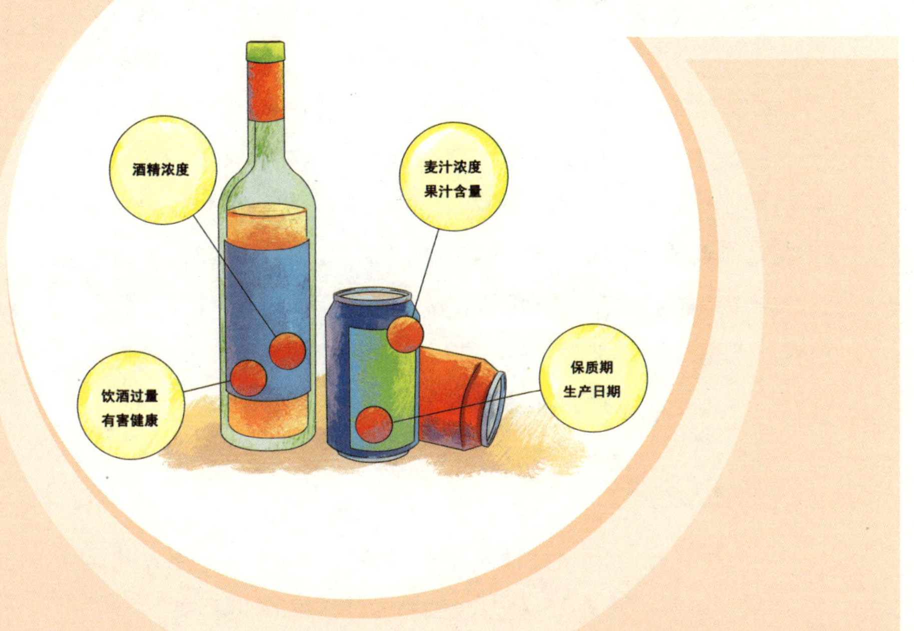

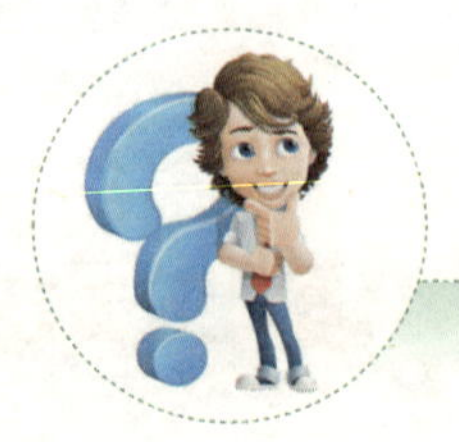

12. 什么是适量、危险和有害饮酒?

酒因其特殊的历史文化传统和娱乐放松作用而为人们所青睐。在中国，酒在社会生活中具有其他物品无法替代的功能，几乎渗透到诸如政治、经济、农业生产、商业、历史文化等社会生活的各个领域。俗语说“无酒不成宴”，对很多人来讲，饮酒是人生一大乐趣。适量饮酒可以使人享受生活，健康快乐。但是饮酒的危害是绝对不能忽视的，如果饮酒过量，则有可能给自己及身边的人，甚至给社会都造成危害。

《中国居民膳食指南》中建议的饮酒限量：

成年男性一天饮酒的量不超过25克纯酒精（即日均纯酒精摄入量不超过25克），约相当于啤酒750毫升，或葡萄酒250毫升，或38° 白酒75克，或高度白酒50克；

成年女性一天饮酒的量不超过15g纯酒精（即日均纯酒精摄入量不超过15克），大约相当于啤酒450毫升，或葡萄酒150毫升，或38° 白酒50克。

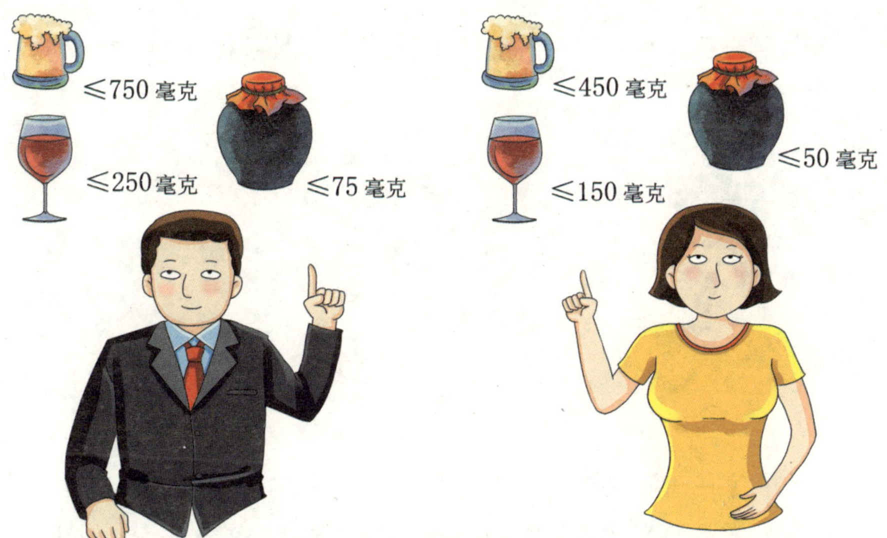

实际上，每个人对酒精的耐受是不一样的，膳食指南的推荐不一定适合所有人，有些人可能在远低于推荐饮酒限量时就会出现不良的健康反应。对个人来讲，饮酒之后“不失态、不误事、不伤身、不伤人”是最基本的适量要求。此外，很多人喜欢“微醺浅醉”的酒后状态，但是要注意，如果这种状态持续时间过久，即提示可能已经超过了自己的“适量”标准。

危险性饮酒是指饮酒量和饮酒行为有明显损害健康的危险，但还没有造成明显的躯体和精神损害；有害饮酒则是指反复的饮酒行为已经造成了躯体或精神损害。

如何判断自己是否饮酒过量呢?

❖ 男性日均纯酒精摄入量超过 25 克，或女性超过 15 克则为过量饮酒。

❖ 男性日均纯酒精摄入量达到 41 ~ 60 克，女性达到 21 ~ 40 克，则为危险饮酒。

❖ 男性日均纯酒精摄入量超过 60 克，女性超过 40 克，则为有害饮酒。

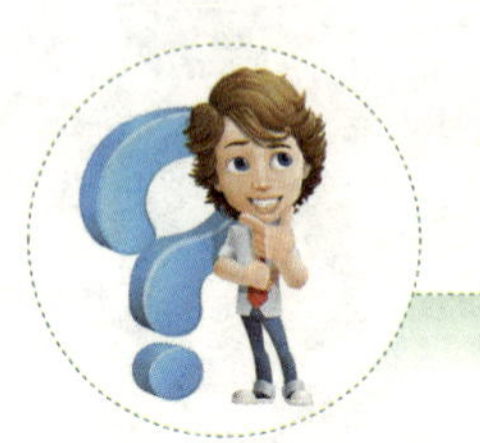

13. 如何做到适量饮酒？

大家在逢年过节、亲友团聚、婚丧嫁娶或礼宾应酬等场合往往都要喝酒，这已经成为一种习俗。对于爱喝酒的人来说，这也是一种生活情趣或享受。但是喝酒一定要有节制。要倡导文明饮酒，使喝酒能提升欢乐气氛，促进感情交流，增加生活乐趣。饮酒量越高，酒精带来的危害越大。对于饮酒者而言，如何保证自己饮酒适量呢？有以下建议：

① 尽量少喝，最好是喝低度酒，喜欢喝白酒的人要尽可能选择低度白酒。

② 不要过度劝酒，要避免猜拳、赛酒、一醉方休等不文明的饮酒习惯和“借酒浇愁”的消极心态。

③ 切忌酗酒。

④ 18 岁及以下儿童青少年、孕产妇不能饮酒。

⑤ 遵循“0124 安全饮酒量”原则。

⑥ 对于不耐酒力的人，安全饮酒量应再适当减少。

0124 安全饮酒量

- 0：孕妇；准备怀孕或可能怀孕、驾驶车辆、操作机器、服药期间（遵医嘱）、体内不易分解酒精的人；家族中有酒精依赖或酒精中毒史的人；难以控制酒量的人。
- 1：每小时喝最多不超 1 个标准饮酒量的酒。
- 2：在 1 次饮酒场合喝最多不超过 2 个标准饮酒量的酒。
- 4：每周饮酒不要超过 4 次。

注：1 个标准饮酒量，指 9 ~ 10 克的纯酒精摄入。

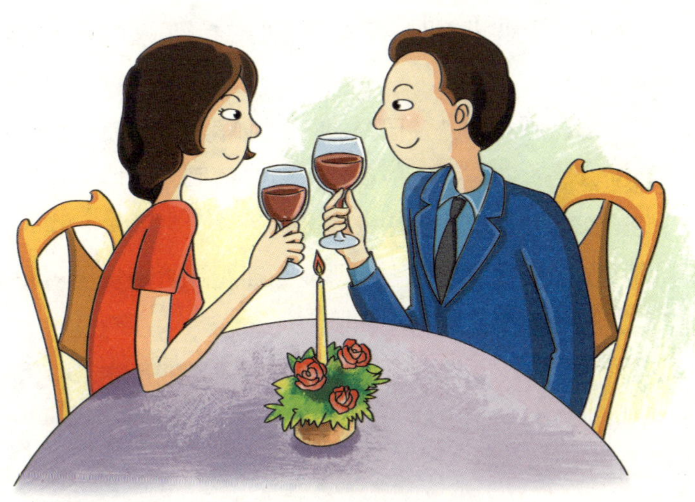

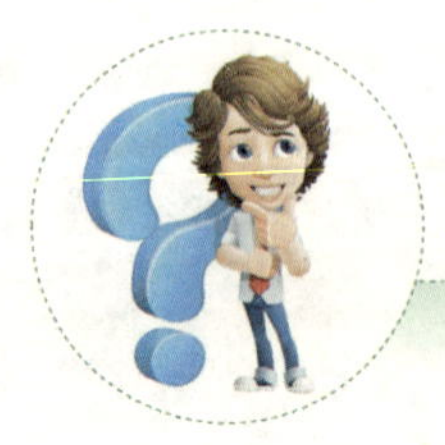

14. 什么叫“饮酒模式”？

简单来讲，饮酒模式就是个人饮酒的方式。如有些人很少喝酒，但每次都酩酊大醉；而有些人天天喝酒，但每次都浅尝辄止。通常人们对有害饮酒的关注，主要在个人饮酒量。实际上，评估一个人是否会受到酒精损害，饮酒模式与饮酒量一样重要。

从狭义的范围或个人的角度来看，饮酒模式是指饮酒行为的以下特点：

❖ 何时饮酒？如进餐时、工作应酬时、特别场合或特殊事件时、每天？

❖ 为什么饮酒？如减轻压力、聚会、体育活动、常规每天都喝？

❖ 与谁饮酒？如与家庭成员在进餐时饮酒、与朋友在饭店或酒吧里饮酒、独自一人在家饮酒？

❖ 喝什么酒？如是白酒、啤酒或葡萄酒？是按安全和质量标准制造的酒，或非法酿造的酒？

❖ “饮酒文化”？如饮酒是不是可被接受的行为？是否受到某种特定压力而超量饮酒？

小知识：在某些特别场合、在很短时间内超量饮酒，通常被称之为狂饮、豪饮、纵情饮酒。狂饮的人醉得很快，也会很快失去控制力，是一种危险的饮酒模式，既不利于身体健康，也可能造成不良的社会后果。

从广义的范围或人群的角度来看，饮酒模式主要包括了以下三方面：

（1）一群人共有的特点或饮酒习惯：饮酒者个人的特点（如性别、年龄、受教育水平、社会经济地位等）；饮酒时个人消费的酒量、酒的种类、饮酒的持续时间和频率。

（2）饮酒发生的背景：饮酒的环境、饮酒的文化角色、关于饮酒的社会道德观。

（3）伴随饮酒的活动：如饮酒伴随进餐，或猜拳、掷骰子等游戏活动。

以上三个方面，无论是单独存在还是相互结合，都会影响饮酒的最终结果。如性别、年龄、社会经济因素和教育水平，以及与健康和基因倾向相关的因素决定了饮酒人群及其饮酒方式和可能的后果。此外，饮酒背景，即社会的饮酒文化、对酒的接受程度和社会道德观，以及饮用哪种酒、在哪里饮酒，均可以通过饮酒行为和其他伴随饮酒的活动反映出来。

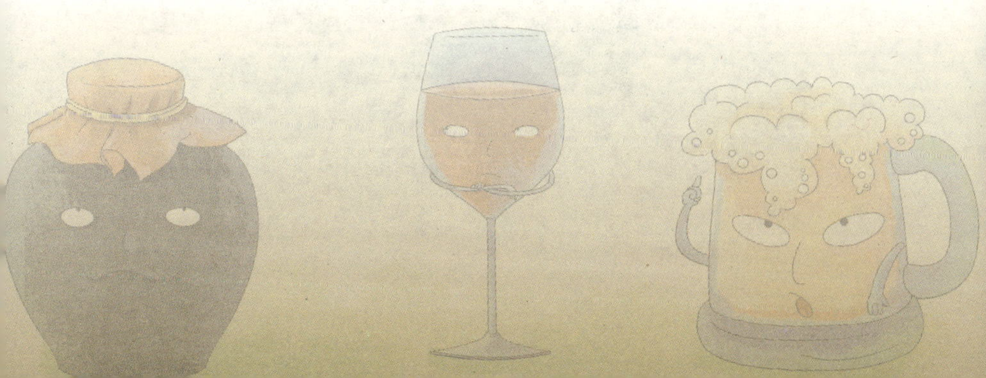

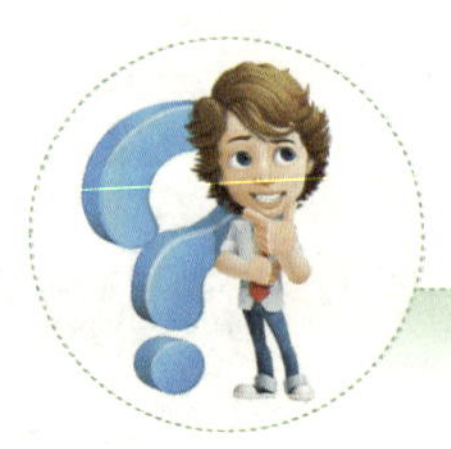

15. 古代的人喝酒理性吗？

我们应该都听过一个词，叫“理性饮酒”，指在适当的场合，适量地饮酒，同时，在任何不适宜的情况下都避免饮酒。这似乎是一个现代的概念，古人是这样吗？

在文艺作品里，我们经常看到文人骚客、英雄豪杰肆意酣畅饮酒的场景：如李白“饮如长鲸吸百川”，陈后主“日饮一石”，武松醉过景阳岗。还有“竹林七贤”之一的刘伶，终日带着酒，命人拿着铁锹跟在后面，说如果他醉死，则就地埋掉。

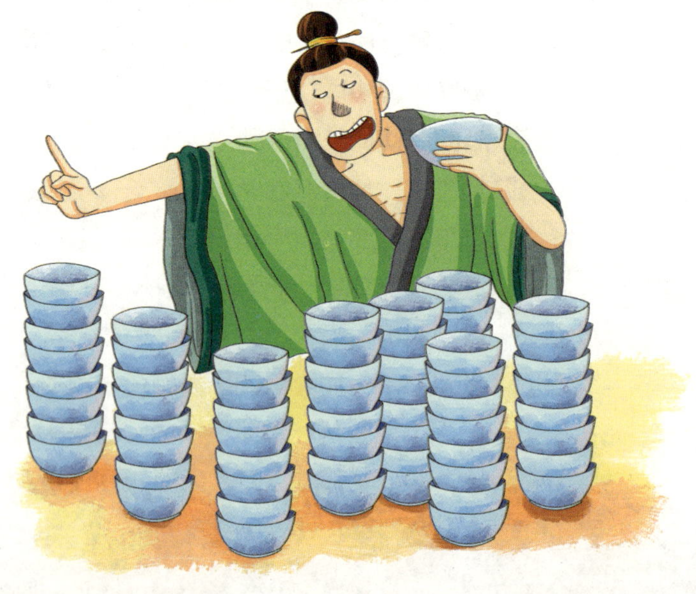

实际上，魏晋时代以多饮为豪举，少有节制，但到宋代之后，喝酒豪放的风气逐渐收敛。古代的人也认识到过量饮酒会对人的健康产生危害，如李时珍在《本草纲目》中这样描述："若夫沉湎无度，醉以为常者，轻则致疾败行，甚则伤躯陨命，其害可甚言哉！"

作为封建社会治国安邦的正统思想，儒家讲究礼仪和道德，饮酒也是要求遵循礼仪。古代正式场合饮酒有各种繁复的礼节，还会设有监督礼仪的官员，喝酒的人不守规矩要接受惩罚，甚至可能被从宴席中赶出。孔子言："惟酒无量，不及乱"，就是说饮酒不能乱性。《礼记·玉藻》云："君子之饮酒也，受一爵而色洒如也，二爵而言言斯，礼已三爵而油油，以退，退则坐"，就是说正人君子饮酒三爵而止，饮过三爵就该自觉放下杯子，退出酒筵。所谓"三爵"，指的是适量，量足为止，后来狂饮不止的人也被称为"三爵不识"。

明朝的学者著书对饮酒的礼仪法则进行了总结，这类的书有《酒箴》《酒政》《觞政》《酒评》等。袁宏道在《觞政》里说"饮喜有节"，意思是高兴时饮酒应有节制；"饮乱宜绳约"，即饮酒乱性时，应以礼法来自律。清朝张晋寿在《酒德》中写到"量小随意，客各尽欢，宽严并济。各适其意，勿强所难"，就是款待客人时喝酒不要强人所难。

所以，古代的人其实也已经意识到酗酒可能带来的问题，从饮酒的仪礼到饮酒的量，都有礼法规矩的约束。在今天，我们对于酗酒的危害有更深刻的了解，就更应该以理性的、负责的态度来对待饮酒。

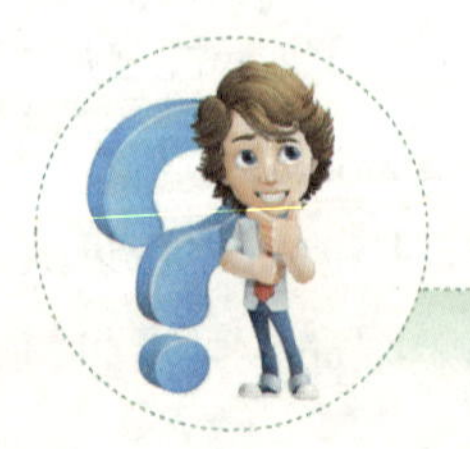

16. 酒量能遗传吗?

一直以来，民间都认为酒量是练出来的。但是最近的研究表明：酒量大小及有无酒瘾，绝非后天养成的，而是由“酒精基因”所决定。

什么是酒精基因？简单地说，就是产生与酒精分解有关酶类的基因，包括乙醇脱氢酶、乙醛脱氢酶、过氧化物歧化酶、过氧化物酶等，这一群酶经过复杂的变化过程起作用后，影响人对酒精的反应，从而决定不同人喝酒的反应差异。酒精基因是人体基因序列的一段，人在出生时，酒精基因就已经决定了其酒量大小，终身都不会改变，再怎么练酒量都没用。为了锻炼酒量而长期大量饮酒反而会影响健康，甚至可能引发酒精中毒而猝死。

“酒精基因”中影响最直接的一个基因是乙醛脱氢酶，酒精80%以上在肝脏代谢，乙醛脱氢酶活性高的人，酒精代谢能力强，酒量相对大。乙醛脱氢酶如果发生异常，乙醛就会在体内大量堆积，严重伤害肝脏。人体的乙醛脱氢酶主要分三种类型，即纯合野生型、杂合突变型、纯合突变型，分别代表三种不同酒精代谢能力的强弱：纯合野生型代表解酒能力好，杂合突变型差，纯合突变型很差。医院开展的酒精基因检测，正是通过检测乙醛脱氢酶对应的基因型来分析一个人对酒精代谢能力的强弱，从而判断是否适合饮酒。

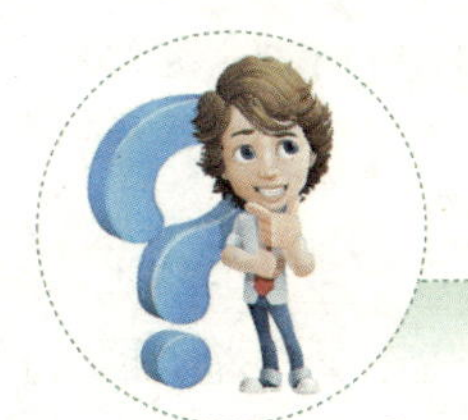

17. 什么地方的人“最能喝酒”？

评价饮酒量的时候，考虑到不同酒的度数不同，一般将酒先折算成纯酒精。如葡萄酒的酒精度数为 13%，一瓶 750 毫升葡萄酒含有 97.5 毫升酒精；白酒的度数为 40%，一小杯 25 毫升的白酒含有 10 毫升纯酒精；而 330 毫升一听的 5 度啤酒纯酒精含量为 16.5 毫升。

世界卫生组织 2010 年的报告显示，中国 15 岁及以上人群每年人均消费酒精性饮料折合纯酒精约 6.7 升（1 升等于 1 000 毫升），在 191 个国家中排名第 89 位，处于中等水平。排名靠前的当然有嗜酒的俄罗斯，人均酒精年摄入量为 15.1 升，相当于平均每人一年喝掉 155 瓶葡萄酒或 1 500 杯伏特加。但俄罗斯还只能排第四，排名第一的白俄罗斯人均年酒精摄入高达 17.5 升，摩尔多瓦与立陶宛分列第二和第三。欧美发达国家都位于酒精消费上游水平，英国排名第 25 位，人均年酒精消费量为 11.6 升；加拿大和美国分别排名第 40 和第 50 位，人均年酒精消费量为 10.2 升和 9.2 升。在亚洲，韩国人均酒精消费量最高，达到 12.3 升；日本次之，为 7.2 升；越南、菲律宾与中国水平差不多；新加坡、马来西亚比较低，分别为 2 升和 1.3 升。穆斯林人口占多数的国家和非洲国家的酒精消费量较少。排名最后的是巴基斯坦、毛里塔尼亚、利比亚和科威特，人均年消费酒精量仅 0.1 升，约等于 1 瓶葡萄酒。

我国人均酒精消费量虽然处于中游，但如果剔除总人口中 56% 的非饮酒人群，饮酒人群的人均酒精消费量就会增加到每年 15.1 升。相比之下，英国饮酒人群的人均消费量也只有 13.8 升。中国饮酒人群年消费量也超过了如爱尔兰（14.7 升）、澳大利亚（14.5 升）、美国（13.3 升）、法国（12.9 升）、意大利（9.9 升）等欧美国家。

关于国内不同省份人群的饮酒量，暂无权威性的数据报告。2010—2012 年中国居民营养与健康状况监测结果显示，东、中、西部地区居民 30 天内饮酒率、日均酒精摄入量、天天饮酒的比例、危险饮酒率、有害饮酒率都依次略减，但差别细微。搜狐网 2013 年春节曾发起一次“全民记录每日酒生活”活动，共收到超过 28 万位网民的反馈，数据显示，春节期间人均饮酒量最高的省市前十位分别是：山东、河北、江苏、河南、北京、辽宁、

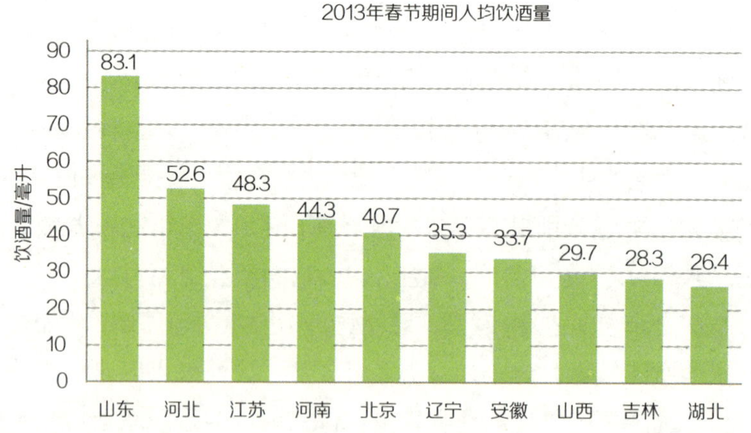

安徽、山西、吉林和湖北，而网友心目中酒量最高的省市则以山东、内蒙古和黑龙江排名最前。

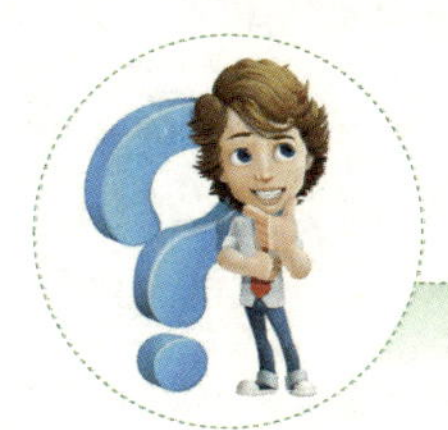

18. 中国人的饮酒率如何？

我国是世界上最早酿酒的国家之一，饮酒已成为日常生活的一种习俗。据 2010—2012 年中国居民营养与健康状况监测结果显示：

- ✓ 15 岁及以上人群的饮酒率为 33%，男性为 53%，女性为 12%。
- ✓ 45 ~ 59 岁人群的饮酒率最高，男性为 61%，女性为 14%。
- ✓ 饮酒者日均酒精摄入量为 32 克，其中男性 37 克，女性 9 克。
- ✓ 饮酒者中过量饮酒（日均酒精摄入量男性超过 25 克，或女性超过 15 克）占 31%，其中男性为 36%，女性为 12%。
- ✓ 饮酒者中危险饮酒（日均酒精摄入量男性超过 60 克，或女性超过 40 克）占 15%，其中男性为 17%，女性为 5%。

未成年人饮酒也是一个需要特别注意的问题。从已有调查结果来看，我国未成年人饮酒比较普遍，且初次饮酒的年龄有逐渐降低的趋势。如 2008 年全国青少年健康危险行为监测数据显示，我国中学生群体饮酒率男生为 36.4%，女生为 23.8%。2013—

2014 年开展的六城市青少年饮酒状况调查发现，52.5% 的中学生曾经饮酒，饮酒的中学生中超过四分之一在 10 岁以前初次饮酒，近三分之一经常在朋友聚会时喝酒，超过一半经常在与家人团聚时喝酒。此外，中学生酗酒率为 3%，醉酒率为 15%。高年龄学生的曾饮酒率、酗酒率、醉酒率均高于低年龄学生，15—18 岁是一个饮酒爆发期。

19. 中国农村居民饮酒的特点是什么?

2010—2012 年中国居民营养与健康监测结果显示，我国农村居民中：

- ✓ 32% 的人饮酒，其中男性 52%，女性 12%。不同经济状况的地区饮酒率无明显差异。
- ✓ 饮酒以经常少量和偶尔大量饮酒多见；
- ✓ 饮酒率和酗酒率显著增高，开始饮酒年龄、酗酒高峰年龄明显提前。
- ✓ 饮酒以啤酒和高度白酒为主，19% 的人饮用啤酒，14% 的人饮用高度白酒，9% 的人饮用低度白酒，也有较低比例的人饮用米酒、黄酒、葡萄酒等。
- ✓ 饮用高度白酒者，平均每次饮用量为 130 克，95% 的饮用者均超过《中国居民膳食指南》的推荐量，属于过量饮酒。

✓ 饮用啤酒者，平均每次饮用量为 500 克左右，22% 的饮用者属于过量饮酒。

受各地经济发展水平和生活习俗的影响，饮酒类型的选择有所不同，除较多选用低、中档次的市售高度白酒和啤酒外，在南方地区，农村居民喜好饮用自产自酿的米酒；而北方地区，特别是山区农民，喜欢饮用大枣、高粱等原料酿制的散装白酒。

农村居民的饮酒行为受到很多因素的影响。传统文化中有“无酒不成席”的说法，在重大的节日都有相应的饮酒活动。随着社会经济增长，居民生活水平不断提高，是饮酒率上升的一个重要因素。另外，农村居民文化程度较低，接受健康信息的渠道较少，对酒精滥用的危害和理性饮酒的认识不足，也是危险饮酒行为高发的原因之一。

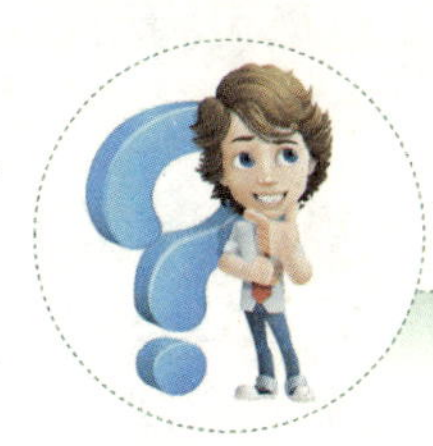

20. 哪些人不能喝酒？

以下情况是不能喝酒的：

✓ 18 岁及以下儿童青少年处于生长发育阶段，大脑、骨骼、生殖系统等都未成熟，更容易受到与酒精有关的损害，应尽量避免饮酒。

✓ 怀孕期间如果饮酒，很可能造成胎儿智力损害和身体缺陷。

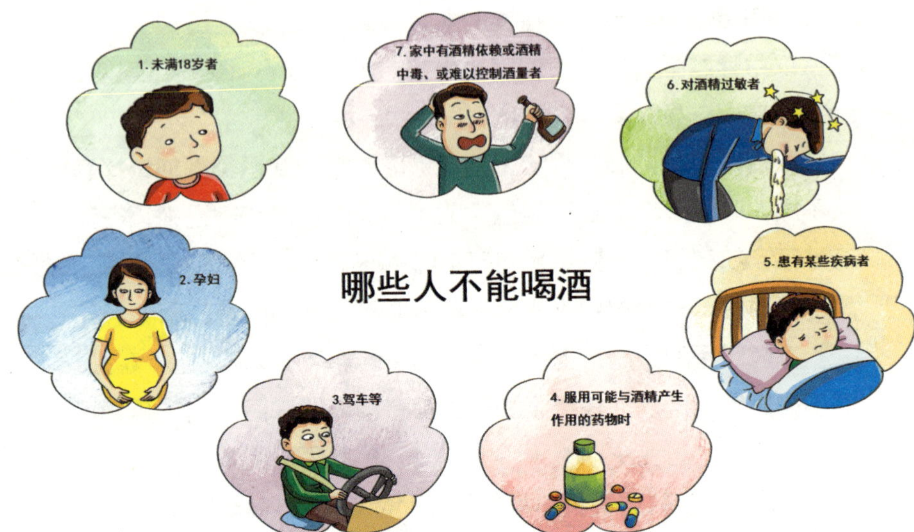

孕妇酗酒更是胎儿先天性畸形和智力缺陷的原因之一。酒精也会影响男性精子的质量，使胎儿畸形的危险性增大。因此，备孕的夫妻双方均应在受孕前戒酒。

✓ 在某些情况下，例如准备驾车、操纵机器或从事其他需要注意力集中、技巧或者协调能力的工作，即使饮用适量的酒也会造成不良的后果。因此，酒后驾驶或酒后机械作业是被严格禁止的。

✓ 正在服用可能会与酒精产生作用的药物，饮酒会引起药效改变或导致不良反应的发生，服药期间必须严格禁酒。

✓ 患有某些疾病，如甘油三酯血症、胰腺炎、肝脏疾病等，饮酒会使病程迁延或病情加重，严禁饮酒应该是一种最基本的保护措施。

✓ 有的人对酒精过敏，体质不易分解酒精，微量饮酒就会出现头晕、恶心、冷汗等明显不良症状，也不应饮酒。

✓ 家族中有酒精依赖或酒精中毒史的人，或难以控制酒量的人，滴酒不沾是最明智的。

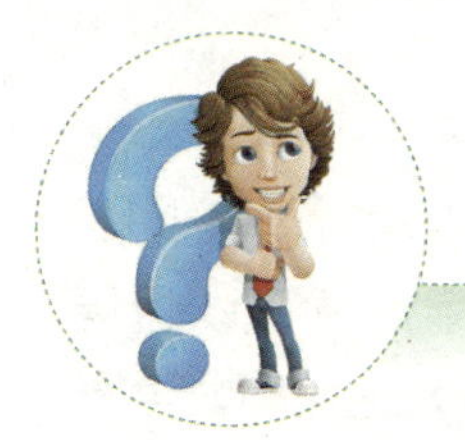

21. 低度酒就能随意喝吗?

按照酒精含量，酒分为高度酒、中度酒和低度酒三类。高度酒是指 40 度以上的酒，如高度白酒、白兰地和伏特加；中度酒是指 20 度～ 40 度的酒，如 38 度的白酒和马提尼等；低度酒是指酒精含量在 20 度以下的酒，如啤酒、黄酒、葡萄酒、日本

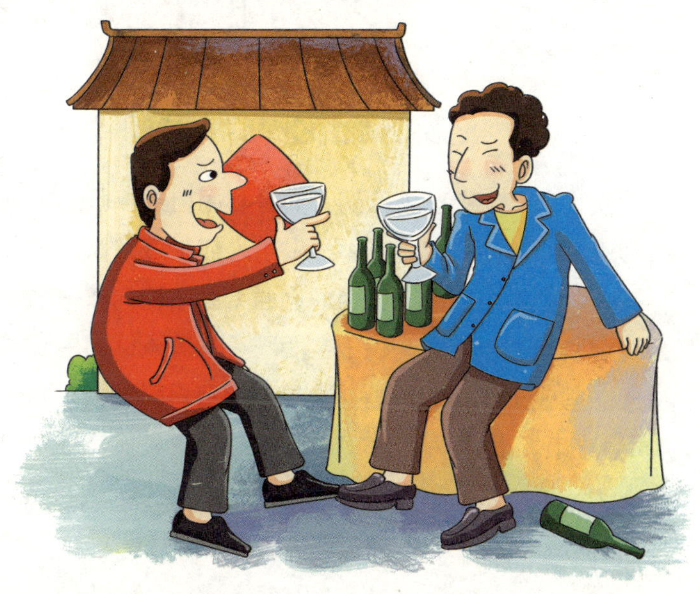

清酒等。高度酒的酒精含量，相比低度酒如葡萄酒、啤酒等，高了数倍甚至十倍。所以，同样喝一杯酒，酒精度数越低，对健康的影响也就越小。如果饮酒，建议大家尽量选择低度酒，如葡萄酒、啤酒、米酒等。

然而，在饭桌上经常听到这样的话："这是低度白酒，不是高度白酒，喝了没事"，或者"啤酒度数那么低，不要紧的"。高度酒需要注意控制限量不能贪杯，难道低度酒就可以随便喝吗？事实上，低度酒虽然酒精度数较低，喝了不容易醉，但并不意味着可以毫无顾忌随便喝，仍然需要限量饮用，千万不要因为度数低而放松警惕。

22. 自酿酒比买的瓶装酒质量好吗？

每年秋收季节，有些地区的人们会利用自家收获的粮食，自己或请酿酒师傅酿造一定量的酒，供家人或亲戚自饮。也有些地区，存在一些小作坊酿造酒在当地流通（通常称为散装酒）。这些都是我们所说的自酿酒。关于自酿酒，很多人认为用自己家的粮食酿造的酒或小作坊酿造酒，大多是取自真材实料，酒的纯度很高，质量比市场上类似价位的瓶装酒更好。这种说法对不对呢？

事实上，世界各国都有广受欢迎的传统酒类，这些酒类饮料只在家庭内饮用，或只限于本地流通，其生产、销售和消费都未列入官方统计，统称为自酿酒。自酿酒的原料通常是当地生长的作物，如稻谷、小麦、甘蔗等，将这些原料蒸煮后，进行糖化、发酵和蒸馏，得到多种自酿酒。传统方法中所用的蒸馏锅多由当地人自己制造，一般是铜质、铁质或不锈钢材料，蒸馏液流经盘绕的管道完成冷凝步骤。因为简单易行，早期酿酒者一般都采用这种方法，现在一般采用回流蒸馏的方法，酿酒者也是自己建造或组装设备。

与市场上流通的商业性酒类（如瓶装酒）相比，自酿酒不受官方监管，不用缴纳税款，各类质量标准也没有依循相关规定进行检测，因而可能由于缺乏约束和规范，质量得不到保证，难免引起一些健康问题。也有自酿酒作坊非常注重酒的品质，一些产品甚至比商业酒类更加优质。但是，由于其生产过程本身缺乏专业的质量控制，即便排除故意掺假（为了增加酒的度数）或使用劣质原料降低成本，自酿酒在生产或储存过程中也可能被毒性物质污染。

自酿酒对健康的不利影响有两个原因，一方面高浓度的酒精含量影响身体机能，引发酒精中毒；另一方面自酿酒可能被毒性物质污染，分为以下几种：①毒性金属（如铅），主要来源于被污染的水或蒸馏装置；②挥发性组分，如乙醛或高级醇，可能来源于错误的生产工艺或者微生物腐败产生；③乌拉坦，一种致癌物，是特定的水果或甘蔗酒中的主要污染物；④毒性化合物（如甲醇或邻苯二甲酸二乙酯）。当然，上述这些污染并不是指所有的自酿酒，只是针对部分特定的种类和地理区域而言。

从健康的角度来讲，自酿酒对人体是否有超出一般酒类的不良影响，目前仍无定论。但是，考量自酿酒是否比市场上买的瓶装酒质量好，关键是要考虑自酿酒酿造原料、酒曲，以及生产、运输和储存环节的质量控制。从这些因素来考虑，如果要饮用自酿酒的话，建议事先做个质量检测，并选择低酒精浓度的自酿酒。

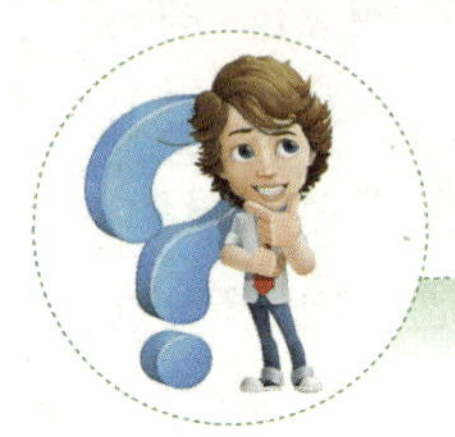

23. 工业酒精勾兑酒可以喝吗？

工业酒精勾兑酒绝对不能喝！

工业酒精，顾名思义指的是工业上使用的酒精，也称变性酒精、工业火酒。工业酒精的主要成分是乙醇，纯度一般在 96% 左右。另外，由于制备工艺等方面的原因，还含有少量的甲醇、杂醇油、铅等危害人体健康的物质。由于工业酒精和食用酒的有

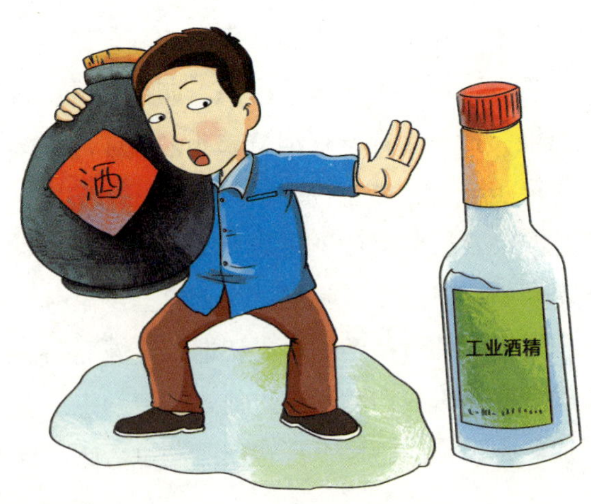

效成分都是乙醇，故也被一些不法商家用来制作食用酒。这种“酒”被人饮用后，就会产生甲醇中毒，是绝对不能喝的。

甲醇又称木醇、木酒精，为无色、透明、略有乙醇味的液体。作为酒精家族的最简单形式，饮用甲醇同样具有使人陶醉令人兴奋的效果。但是，甲醇有较强的毒性，且不易排出，即使经消化道、呼吸道或皮肤少量摄入，都会产生毒性反应，生成具有毒性的甲醛和甲酸，引起失明或瘫痪，剂量大时会导致死亡。

甲醇进入人体后，存在于人眼睛组织内的一种生化酶会将其降解转化成甲醛，引起永久性失明。甲醛继续代谢降解成甲酸（俗称蚁酸），会累积在眼睛部位造成视神经萎缩，甚至会使脑神经受到永久性损害。甲酸随血液进入肾脏也会引起损伤，甚至导致肾衰竭。

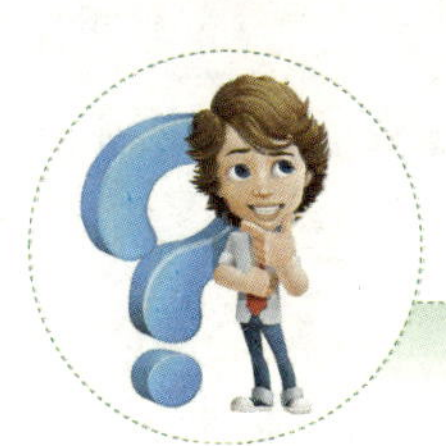

24. 药酒应该怎么喝?

酒有“百药之长”之称。现代研究表明，酒的主要成分乙醇是一种良好的有机溶剂，中药的许多成分均较易溶解于乙醇中。乙醇不仅有良好的穿透性，易进入药材组织细胞，发挥溶解作用，促进置换、扩散，提高浸出速度和浸出效果；同时酒精的防腐作用还可以延缓许多药物的水解，增强药剂的稳定性。

药酒基本都是白酒加药材炮制而成，虽然属于医用药品或保健食品，但首先还是酒，酒精对人体的危害不会因为加入中药而减弱。而加入了中药材，药酒就和其他中成药一样有了药物属性，具有不同的性味和功能，用药不当也会产生危害。药酒可分为药准字号药酒和保健酒。

药准字号药酒是指已获得国家或地方卫生行政主管部门批准文号的药酒，它具有药物的基本特征，以治病救人为目的，有明确的适应证、禁忌证、限量、限期，必须在医生监督下使用。常见的药酒包括滋补类，用于气血双亏、脾气虚弱、肝肾阴虚、神经衰弱等；活血化瘀类，用于风寒、卒中后遗症、月经病等；抗风湿类，主要用于风湿病患者；壮阳类，用于肾阳虚、勃起功能障碍等。

保健酒包括食健字号酒、露酒、食准字号酒等。保健酒并非人人都适宜喝，随意饮用保健酒可能会引起不良反应或毒副作用。保健酒与药准字号药酒相比，虽然两者都是在酿造过程中加入了药材，但它们之间的区别是十分明显的：

- 保健酒属于“饮料酒”范畴；药准字号药酒属于“药”的范畴。
- 保健酒主要用于调节生理机能，以保健、养生、健体为目的，满足消费者的喜好；药准字号药酒主要用于治病，有其特定的医疗作用。
- 保健酒由食品生产企业生产，由食品部门主管，产品质量不合格可以调整或回收；药准字号药酒由药厂生产，由药品管理部门主管，产品质量不合格只能报废。
- 保健酒配方一般不需要审批，很少规定检测其内在功效成分；药准字号药酒的配方要经过严格的审批，要求有内在的以有效成分为指标的质量标准。

❖ 保健酒对年龄和性别没有特别严格的限制，主要使用对象是健康或亚健康人群；药准字号药酒有针对性较强的适用人群，使用对象是疾病患者，需要在医生的处方或在专业人士的指导下服用。

❖ 保健酒主要在酒店、商场、超市等一般商品销售场所销售；药准字号药酒主要在药店或医疗场所销售。

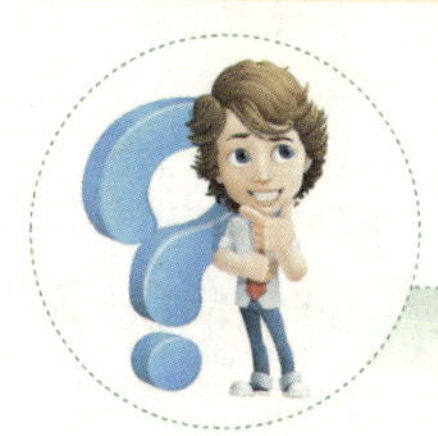

25. 服用哪些药物的时候不能饮酒?

患者使用某些药物期间如果饮酒，会引起药效的改变或导致不良反应的发生。

（1）抗菌药物。头孢菌素，如头孢哌酮、拉氧头孢、头孢美唑、头孢孟多、头孢甲肟、头孢替安以及甲硝唑、替硝唑、呋喃唑酮等可引起酒硫样反应，表现为用药后饮酒出现四肢无力、软弱、嗜睡、眩晕、幻觉、头痛、恶心、呕吐、胸闷、全身潮红、虚脱、惊厥，甚至血压下降、呼吸抑制、休克等反应。轻者可自行缓解，重者应及时采取必要的措施进行救治，因此患者在使用以上药物前 2 日应禁酒，用药后 1 周要避免饮酒以及服用含有乙醇的饮料和药品。另外，甲苯磺丁脲、氯磺丙脲等也可引起上述反应。

（2）吗啡。乙醇同吗啡合用会产生协同作用，可能引起中毒，甚至死亡。

（3）镇静催眠药。地西泮、硝西泮、氯硝西泮、三唑仑、巴比妥类及水合氯醛等镇静催眠药，与乙醇合用时会引起嗜睡、精神恍惚、昏迷、呼吸衰竭，甚至死亡。

（4）解热镇痛药。阿司匹林、布洛芬、双氯芬酸等，如果服用该类药物时大量饮酒，可使胃肠道黏膜受到药物和乙醇的双重刺激，甚至引起消化道溃疡或出血。

（5）降糖药。格列苯脲、二甲双胍、胰岛素等，服药期间大量饮酒可引起头昏、心慌、出冷汗、手发抖等低血糖反应，严重者可发生低血糖昏迷。

（6）抗癫痫药。长期饮酒可降低苯妥英钠的浓度和疗效，但服药同时大量饮酒可增加血药浓度，服用丙戊酸钠期间饮酒，可增强中枢抑制作用。

（7）抗心绞痛药。硝酸异山梨酯、硝酸甘油及硝苯地平等药物在服药期间饮酒可引起血管过度扩张，导致剧烈头痛、血压骤降甚至休克。

（8）降血压药。硝苯地平、肼苯达嗪、地巴唑等与酒同服，很容易出现低血压。

（9）抗过敏药。苯海拉明、氯苯那敏、赛庚啶等与酒同服，可引起嗜睡、精神恍惚、昏迷。

（10）止血药和抗凝血药。乙醇可以抑制凝血因子，对抗止血药物的作用，使止血药的作用降低。

（11）利尿药。呋塞米、氢氯噻嗪等能通过排尿降低血压，乙醇也有扩张血管作用，服用利尿药的同时饮酒，可能出现头晕、直立性虚脱等症状。

（12）抗抑郁药。服用丙咪嗪和多塞平等抗抑郁药期间饮酒，可产生中枢镇定作用。

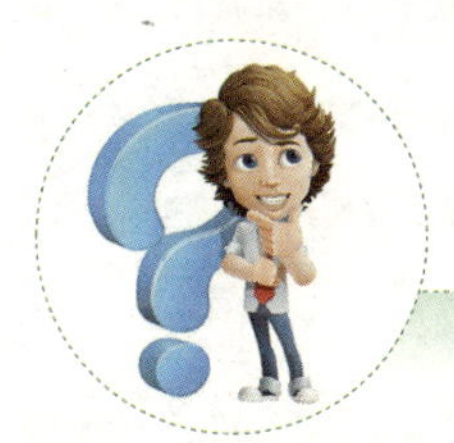

26. 喝醉之后的哪些行为应该避免？

喝醉之后，都有哪些事不宜做呢？

❖ 不要吃醒酒药。醒酒药可以暂时让人摆脱醉酒症状，但实际上却会将醉酒时间延长。建议大量喝水，另外，还可以喝运动饮料，补充电解质，喝低酸度的橙汁，补维生素 C，保持血糖水平。

❖ 不能过度保暖。饮酒过量时，体温调节功能失调，热量散失增多，容易使人浑身发冷。此时应该保暖，但不要过度，尤其有高血压、冠心病等心脑血管疾病的人，可以用羽绒被或热水袋保暖。酒后血管扩张，心率、新陈代谢加快，血压升高，过度高温容易诱发心梗、心绞痛等疾病。

❖ 不要喝咖啡或浓茶。咖啡和浓茶会让心脏过于兴奋，也会加剧缺水，并对肾脏不利。民间流行喝浓茶解酒的说法没有科学根据，茶叶中的茶多酚有一定的保肝作用，但浓茶中的茶碱可使血管收缩，血压上升，反而会加剧头疼。

❖ 不要喝汽水。汽水会加快人体对酒精的吸收作用，对肝脏不利，还会诱发急性胃炎等。

❖ 不要立刻洗澡，冷水热水都不宜。洗热水澡或者蒸桑拿容易导致热气聚集在人体内不散发，加重醉态，导致恶性呕吐甚至晕厥。洗冷水澡，非但不能醒酒，还会使肝脏来不及补充血液中消耗的葡萄糖，加上冷水刺激，血管收缩，可能会导致血管破裂等。

❖ 酒后不要剧烈运动。酒精具有利尿作用，醉酒后体内水分流失更多，容易发生脱水，此时再锻炼会加重脱水危险。酒后游泳更危险，会使身体散热突然加快，引起头晕、低血糖性晕厥、腿部抽筋等。

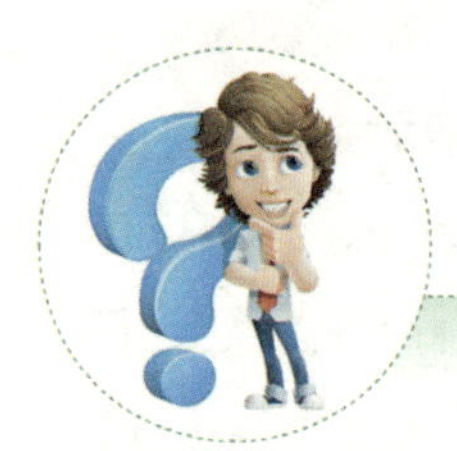

27. 在饮酒的场合，怎么保护自己？

不管处于什么样的饮酒场合，我们都要学会保护自己，尽可能减少酒精对身体健康的危害。

（1）尽可能延迟酒类的吸收

❖ 不空腹喝酒：空腹饮酒时，酒精极易吸收进入血液，从而产生反应，同时也容易对胃壁产生损害。喝酒前可以适当进食，尤其是食用一些碳水化合物（如馒头、面条等）或者固体食物（如肉类），可以延缓酒精的吸收。

❖ 饮酒中，与奶类食品混合食用，或多喝一些水；不可与可乐、汽水等碳酸饮料混合。

（2）学会说“不”

社交场合，不免会遇上各种劝酒的情况，如何说“不”同样是一种技巧。以下建议可供参考：

❖ 在饮酒刚开始时，先主动要一些非酒类饮料，表明立场。

❖ 必要时可说明自己不饮酒的原因，如饭后有重要事情要做、开车、酒精过敏、服用某些药物、备孕、女性特殊生理期等。

❖ 从拉近感情入手，获得大家的体谅，使大家能够接受“只要感情有，喝什么都是酒”。

❖ 以防守为主，不要主动敬酒；尽可能与旁人聊天，从而延长喝酒的时间，减少被劝酒的频率。

❖ 逃离现场：如果采取各种方式都无法拒酒的话，那么只有“三十六计，走为上”。

最根本的是，个人要对自己的饮酒量要有清醒的认识，在能力许可范围内饮一定量的酒无可厚非，但应确保不过量饮酒。此外，重要的是要客观看待饮酒的社交作用，饮酒能够带来轻松融洽的社交气氛，但并不能最终决定个人的一切，并不如一般所想会严重影响到他人的看法、改变职业经历等。对自己或他人饮酒，都要持宽容和尊重的态度，量力而行，适可而止。

第三章

酒的生理作用

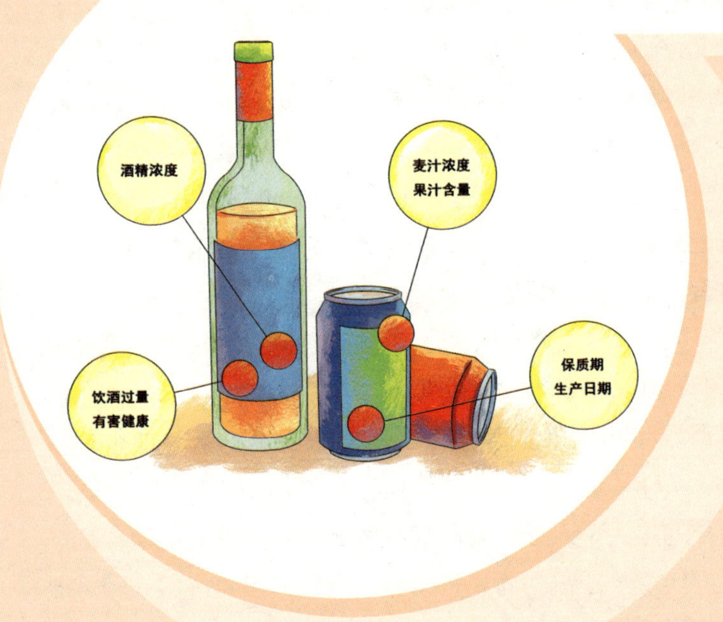

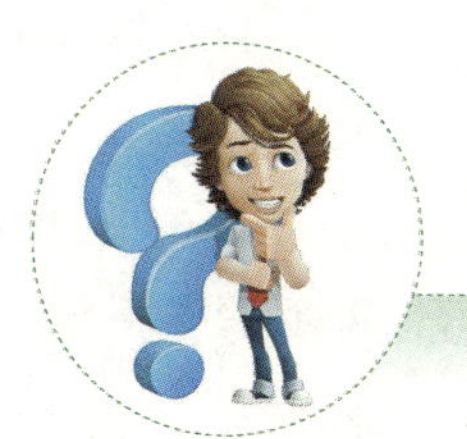

28. 酒精进入人体后是怎么吸收代谢的？

酒，特别是烈性酒，一般通过口腔、食管、胃、肠黏膜等吸收到体内的各种组织器官中，5 分钟即可出现于血液中，30 ~ 60 分钟时血液中的酒精浓度就可达到最高点，其中胃可吸收 10% ~ 20% 的酒，小肠吸收 75% ~ 80%。一次饮用的酒，于 1 小时内可吸收 60%，2 小时可全部吸收。酒精在人体内氧化和排泄速度缓慢，所以被吸收后积聚在血液和各组织中，如脑组织中的酒精浓度是血液酒精浓度的 10 倍。

酒精进入血液后，被输送至肝脏。肝脏中的乙醇脱氢酶使乙

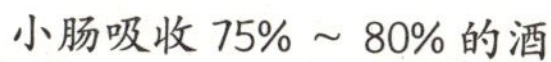

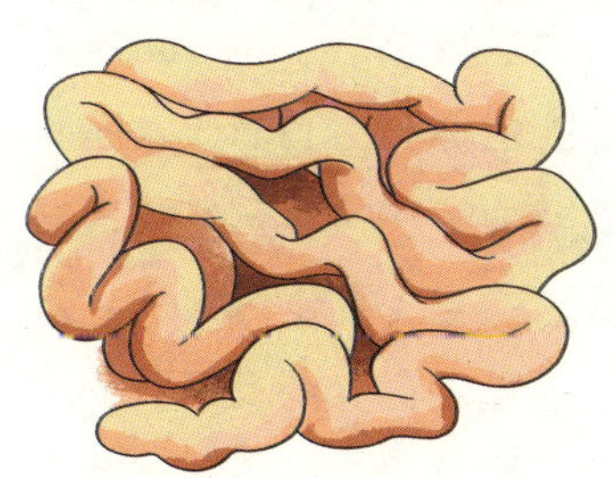

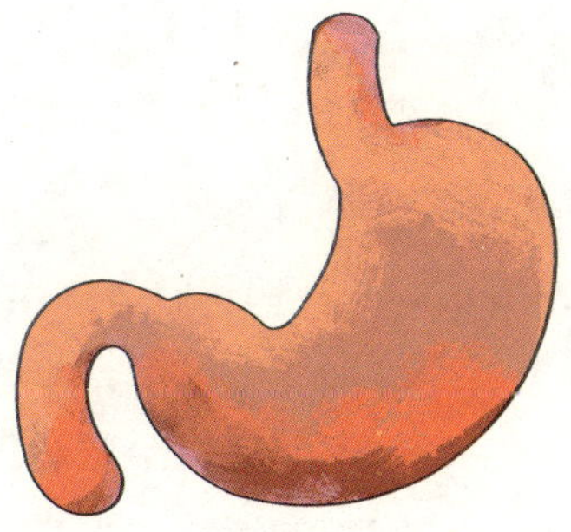

醇转化为乙醛，乙醛被乙醛脱氢酶转化为乙酸。乙酸再被肝药酶（细胞色素 P450）彻底转化为二氧化碳和水排泄出体外。绝大多数酒精主要在肝脏中代谢，只有极少量（2% ~ 10%）酒精没有氧化分解，以原形直接经肾从尿中排出、经肺从呼吸道呼出，或经皮肤汗腺随蒸发排出。因此饮酒者都是“一身酒气”，也可用呼气酒精测试仪检测出来。但一个人呼出气体的酒精浓度，要远远低于体内实际酒精的浓度。

29. 酒对人体的影响有哪些？

酒的主要成分是酒精（乙醇）和水，占总量的 98% ~ 99%，另有生产和加工过程中产生的芳香物质和副产物，仅占 1% 左右。酒精可给人体提供能量，但同时也具有一定的毒性，使人致醉，引发各种酒精中毒症。酒精是中枢神经系统抑制剂，属于微毒类。酒精中毒分急性与慢性两类。

急性酒精中毒为人们所常见，即饮酒过量时引起的不同程度的醉酒。所谓“喝醉酒”，是酒精中毒的俗称。当酒精在人体血液中的浓度达到 0.05% ~ 0.1%时人即微醉，到 0.2%时就会酩酊大醉，到 0.3%时就会醉成一摊烂泥，高达 0.4%时就会失去知觉、昏迷不醒，甚至危及生命。慢性酒精中毒，多发生在嗜酒者身上。酒精的慢性毒性主要影响人体的肝脏、心脑血管、神经系统等。

- ✓ 肝脏：90% 以上酒精是通过肝脏代谢的，其代谢产物及它所引起的肝细胞代谢紊乱，是导致酒精性肝损伤的主要原因，长期过量饮酒者的肝脏极易受到损害进而发展成肝硬化。
- ✓ 心脑血管：过量饮酒可增加心肌梗死、脑卒中以及冠心病、高血压等其他心血管疾病的发生率。有过量饮酒及酗酒史者不仅发生脑卒中的概率上升，且在脑出血早期易发生血肿扩大，对治疗的难度和紧迫性提出了更高的要求。
- ✓ 神经系统：饮酒过多会造成口齿不清、视线模糊、失去平衡力，酒精中毒者则出现昏睡、难以被叫醒、对外界刺激反应性降低，神经系统被抑制。

此外，暴饮和过量饮酒可使糖尿病的发生率升高，且容易发生糖尿病的并发症。同时，过量饮酒较非过量饮酒者癌症发病率显著增加，如口腔癌、皮肤癌、咽喉部肿瘤、甲状腺癌、乳腺癌等。过量饮酒还会引起暴力、交通事故等问题。长期酗酒还会导致酒精依赖，会引起一系列精神疾病，如抑郁症、躁狂症、精神分裂症等，给个人和家庭带来无尽痛苦。

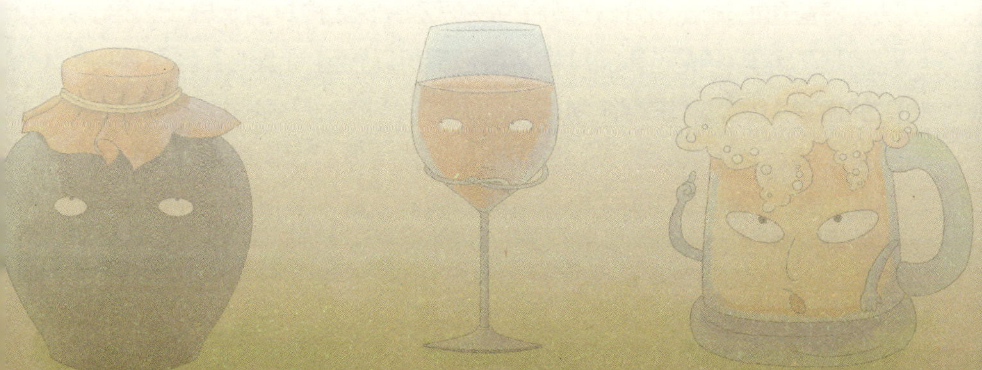

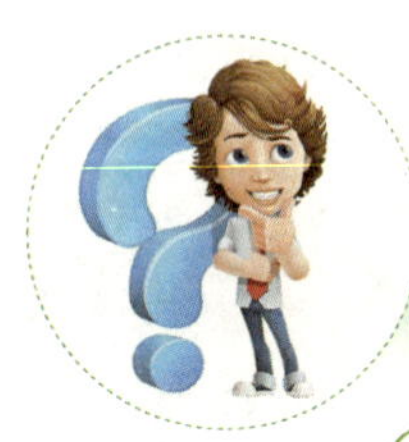

30. 喝酒脸红的人到底能不能喝？

有些人喝酒后就出现脸红，人们对这种现象的说法不一。有的说“酒后脸红的人，酒量很大，可以再喝”，有的认为“酒后脸红，说明不能喝酒”，有的认为“这是人体的差异，与酒量大小没有关系”，还有人说“脸红是酒喝少了，多喝几次，就会好的”。这些说法对不对呢？

研究证明，喝酒脸红是因为体内缺乏一种代谢酶，酒精进入机体后不能及时分解，毒性物质蓄积而产生的反应。喝酒脸红不仅不代表这个人的酒量大，而且如果继续喝酒，还会对个人身体产生更大的危害。

一些人，特别是亚洲人，由于编码乙醛脱氢酶的基因存在缺陷，体内乙醛脱氢酶的活性较小，不能很快地代谢乙醇这种毒性物质，从而导致了所谓的“脸红反应”，出现发热、出汗、眩晕、恶心和脸色变红等症状。此外，很多亚洲人也携带一种非活性的乙醇脱氢酶形式，能在饮酒后很快把乙醇转化成具有毒性的乙醛，但把乙醛转化成乙酸的过程又很慢，所以很容易造成乙醛在体内的蓄积，从而产生毒作用。

喝酒“上脸”的人，说明酒精进入身体后很快代谢成了有毒的乙醛，但由于缺乏乙醛脱氢酶，因此乙醛不能很快在体内代谢

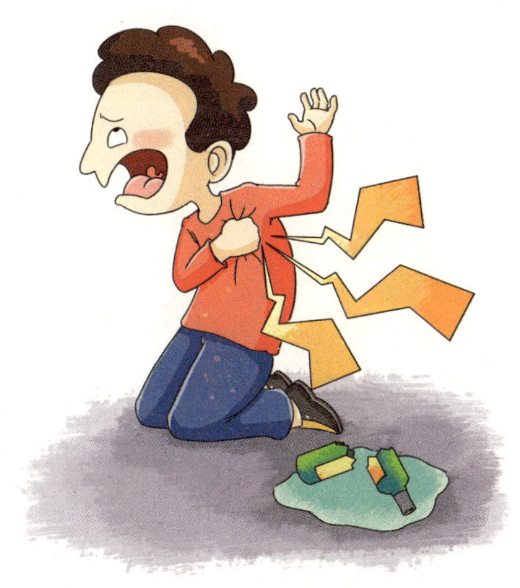

为无毒的乙酸，造成乙醛在体内蓄积，产生反应。与酒后“面不改色”的人相比，乙醛在喝酒脸红的人体内停留时间较久，毒性作用更大。因此喝酒脸红是一种保护性反应，这样的人应尽量少喝酒。

不过，一般来说，过了 1~2 小时后，红色就会渐渐退去，这是因为肝脏中的另一个代谢酶系统——微粒体乙醇氧化酶系统发挥作用，慢慢将乙醛代谢转化为乙酸。但是，应记住，因为这个酶系统的基因分布，亚洲人发生酒精中毒、酒精性肝病的概率显著高于其他人种。所以有些喝酒脸红的人，如果长期饮酒，酒量看似锻炼出来了，其实只是提高了对酒精的耐受，而身体受到了更大的伤害。

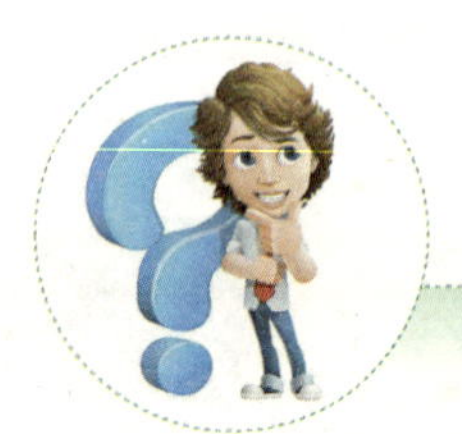

31. 喝酒能够改善睡眠吗？

经常听人说“晚上喝二两小酒，睡个好觉。”还有的人经常在睡前喝酒，把喝酒当成催眠手段。这种方法究竟好不好呢？

研究表明，这种方法很不科学，睡前喝酒对提高睡眠质量并不管用。睡前饮酒很容易打乱睡眠周期，严重者还有可能形成酒精依赖，长期下去还会患上失眠症。

一般情况下，人的睡眠过程首先是非快波睡眠，紧接着是快波睡眠阶段，这种阶段的转换在整个夜晚每90分钟循环一次。“快波睡眠”是没有梦境的睡眠阶段，在整个睡眠过程中，快波睡眠和非快波睡眠之间是自然转化的。酒精可能会缩短入眠的时间，使人一开始就进入深睡状态，但它增加了深度睡眠时间，减少了快波睡眠时间，甚至去掉了快波睡眠阶段，从而颠倒了人们正常睡眠转换周期，搅乱最佳睡眠状态。同时，深度睡眠还有可能导致打鼾和呼吸不畅。所以说，睡前饮酒，无论多少，虽然可以使人睡得快，前半夜睡得深，但同时也导致后半夜睡眠紊乱，不仅影响睡眠质量，也会影响睡眠时间，甚至导致失眠。饮用量越大，影响就越大。

长期睡前喝酒，有可能使人们变得睡觉依赖酒精，最终会导致更严重的睡眠失衡、打鼾，甚至造成呼吸暂停。同时，人在睡眠中，肝脏解毒功能减弱，酒中的各种有害物易蓄积，经常睡前饮酒甚至饮用烈性酒，会给身体带来更大的危害。

虽然偶尔喝一两杯酒是不错的，但总的来说，喝酒对改善睡眠是没有作用的。如果一定要喝酒的话，最好在睡觉前一个半小时到两个小时喝，以便在睡觉时酒精已经消散。

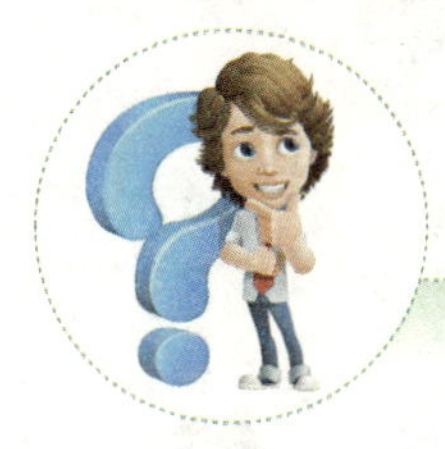

32. 喝多了“断片儿”是怎么回事？

某次单位外出聚会，小刘一个月的工作压力终于可以释放，哥们几个在饭店喝得酩酊大醉。一觉醒来已是第二天的中午，小刘发现自己躺在床上，衣服已经换好，但是对如何回来的经过完全没有印象。想来想去，只记起昨晚在饭桌上最后一口干了半杯。

在去餐厅的路上，同事笑着和他打招呼：“小刘，歌唱得不错呀，怎么我们之前都不知道啊！”小刘晕了：“唱歌？在什么地方？”还没晃过神来，又有人来了句：“昨天输了你 30 多分，不算啊，今天再打几局！”小刘更晕了，什么乱七八糟的！

不论小刘怎么想，记忆都只停留在最后那半杯酒。后来，他向一个要好的朋友打听，才知道自己当时和平时没什么两样，相反，讲话、做事都更有礼貌、更有规矩。他听后感觉如在梦中。

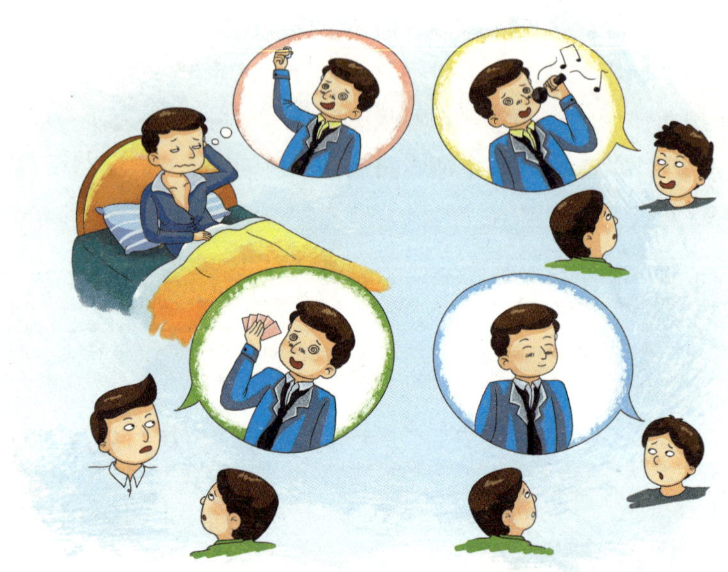

（1）“断片儿”是怎么回事？

酒后失忆对于醉酒的人来说是一种常见的现象，俗称“断片儿”。这是酒后瞬间的完全失忆，时间长短因人而异。一般常见的酒后“断片儿”者，只是发生对酒后某时段的记忆问题，其基本技能和知识却不会受到影响，行为举止也一切正常。

酒后失态、失德，甚至醉酒闹事的恶劣表现，多是在没有真正“喝高”的时候出现的，因为他们的行为还在受大脑支配。真正“喝高”了，就会不省人事，站都站不起来，更别说有什么行为举止了。“断片儿”就处于这两种状态之间，忘了身边所有的人和事，很多人会变得像孩子一样，可爱而彬彬有礼，许多潜能也在这一刻灵光乍现，让人刮目相看。

不同的人对酒精的耐受性不同。有的人酒量很大，喝很多酒也不会出现“断片儿”，但有的人的身体对于酒精的耐受力较差，就容易“断片儿”。同时，一个人由于身体素质的变化，对酒精的敏感性也会随之变化，所以“断片儿”的发生也是不确定的。

（2）人为什么会喝“断片儿”？

大量酒精，尤其是短时间内摄入大量酒精，会抑制大脑生成记忆的过程。研究者指出，此时“你还是在接收信息，并未被麻痹，也没有错过任何事，只不过没有形成新的记忆”。

一般我们所经历的事情，在当下都是短期记忆，需要转化为长期记忆才能在事后回想起。就像一台录像机，正常情况下，录像机的所有功能都在开动状态，录下的画面会存在存储卡里，这就是人的记忆功能。完成这一步骤的重要部件是大脑中一个名叫“海马体”的区域，就像录像机的存储元件。喝酒喝到一定程度，大量酒精通过使细胞释放一些物质切断了“海马体”与其他脑细胞的联系，阻碍了生成长期记忆的功能，而不会影响短期记忆和已经生成的长期记忆。你虽然还可以正常活动，但所见所闻暂时都不再被大脑记录了，人体就变成一台只会取景而不会录制的录像机，酒后这段时间的拍摄内容就存不进存储卡里了，这就是为什么事后回忆到喝酒这一刻就“断片儿”的原因。

当然，这说的只是一次喝酒“断片儿”的过程，酒精依然会对大脑造成不可逆转的慢性损害。长期、反复出现“断片儿”的情况，在酒精依赖患者中非常多见，一旦脑部受损，记忆的恢复将非常困难。因此，关于如何才能避免出现“断片儿”的答案，其实很简单，就是做到理性饮酒，少饮或不饮，而已经出现了酒精滥用或酒精依赖的人则必须戒酒。

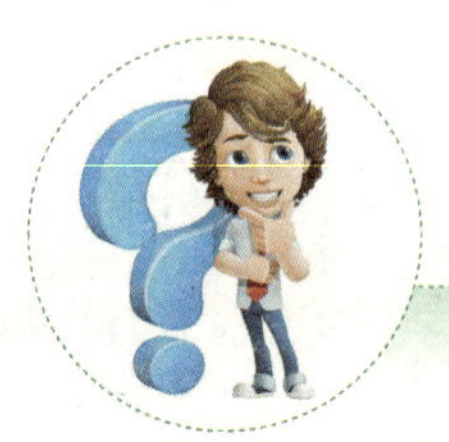

33. 长期过量饮酒会引起记忆力减退吗？

喝酒，尤其是长期、过量饮酒，会导致记忆力下降以及其他脑功能损伤，严重影响个人生活。许多长期饮酒的中老年人记忆力差，说过的事情转眼就忘，甚至有痴呆的迹象，很多都是由于酒精导致的。

酒精是一种脂溶性物质，可以自由穿透血液和大脑之间的屏障，对中枢神经系统造成损伤。刚刚喝酒后，饮酒者的空间学习记忆能力立即会下降。长期喝酒导致慢性酒精中毒的人则会出现明显的认知功能下降，表现为记忆障碍和智力障碍。在认知功能下降过程中，记忆下降的速度比智力下降的速度快，下降的程度也更严重。开始饮酒的年龄越早，饮酒史越长，病程越长，记忆损害也就越严重。

慢性酒精中毒患者记忆功能会受到全面损害，存在记忆功能障碍，包括言语和非言语记忆障碍，近时记忆受损较严重，远时记忆受损较轻（能保持多年甚至终身的记忆），所以患者容易忘记刚刚发生的事情，却对于很久以前的事情还保留印象。

在长期大量饮酒的患者中，有的出现脑器质性痴呆，这是一种酒精所致的严重精神障碍。这种病发展比较缓慢，初期可有倦怠感、对事物不关心、情感平淡、焦虑不安和烦躁，如继续发展可出现衣着污垢、不讲卫生、失去礼仪等表现。这些症状出现一年之后，就会出现定向力及记忆力障碍，表现为不认识回家的路、忘记刚刚做过的事、不认识家里人、生活需要他人帮助等明显的痴呆状态。到了晚期，则会只能说片段的语言，甚至卧床不起、大小便失禁，病程可持续数年，预后不良。

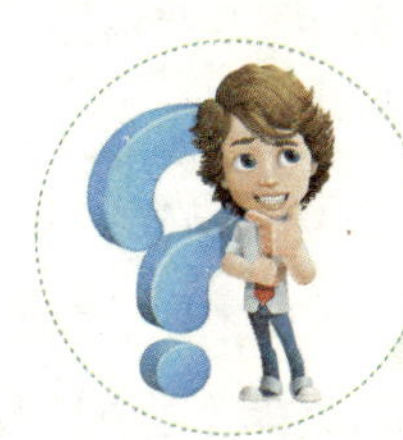

34. 为什么酒后可能会冲动易怒？

俗话说“酒壮怂人胆”，几两“黄汤”下肚，好像莫名增加了几分勇气，平时懦弱胆小的人就像换了一个人一样，能够任意表达出平时难以面对、不知如何处理、愤怒不满的情绪，或是“酒后吐真言”，平时不敢说的话都像竹筒倒豆子一样滔滔不绝；而平时彬彬有礼的人却变成了疯子，酒桌上各种耍酒疯甚至大打出手的糗态更是屡见不鲜。而这些人酒醒过后，却根本不敢相信那个冲动易怒的人会是自己，更会对酒后的所作所为后悔不迭。

为什么喝酒后会冲动易怒呢？看上去好像是酒促使人的大脑兴奋起来，起到一个“兴奋剂”的作用。事实上却刚好相反，之所以喝酒后会暴躁亢奋，反而是因为酒精抑制了大脑的功能。大脑在通常状态下会对自身行为进行自我约束，许多行为可能只存在于人的潜意识中，但是平时是不会去做的，而酒精使人的自我约束减少，情绪更加顺利地释放，表现出兴奋、欣快，活动增多，感受不到焦虑、恐惧、内疚这些负面情绪，自我控制能力减弱，无法在社交场合做出相应正确的应对。就像一只拴着链子的老虎，喝酒后这根链子被松开了，老虎自然就被放出来为所欲为。平时起到“自律”作用的个人原则、周围环境甚至法律法规等，几杯酒后都会弃之一旁，而导致攻击行为的发生。许多平时看来是出格的事情和不敢说的话，此时会认为“没那么出格”而大做特做、直言不讳，而事后追悔莫及。

另外，长期酗酒的人经常会有攻击性行为，这是因为长期酗酒导致神经系统的慢性损害，更可出现明显的神经症状和精神障碍，甚至出现幻觉和妄想，在某些精神病性症状的支配下出现攻击行为，说到底，这已经患上精神疾病了。

喝酒后的冲动易怒不仅耽误事儿，还可能会导致更严重的结果。酒后乱说话、发脾气、暴躁甚至打架斗殴，不仅对自己有害无益，还会导致周围其他人的紧张和不信任感。更严重的，暴力攻击事件甚至凶杀案有相当高的比例都是因酒后愤怒冲动而发生的。强暴、家庭失和及离异、虐待儿童、持械抢劫，也常起因于酒后乱性。

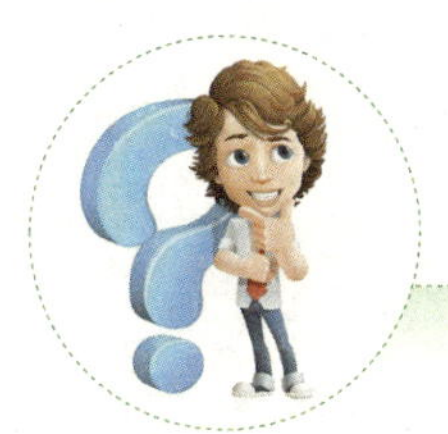

35. 喝酒时适当保护可以减少健康损伤吗?

在社会生活中，酒扮演着无法替代的角色。逢年过节，亲朋好友聚会，可能很难完全绕开“酒”，我们应该倡导适量饮酒的行为。但是不论多少，饮酒都存在一定的健康损害。如何在不得不喝时尽量减少酒精对身体的伤害?有一些简单的措施，可以在饮酒时给身体以适当保护。但是需要强调的是，这些保护措施的作用非常有限，对大量饮酒、醉酒、酗酒更是无效。

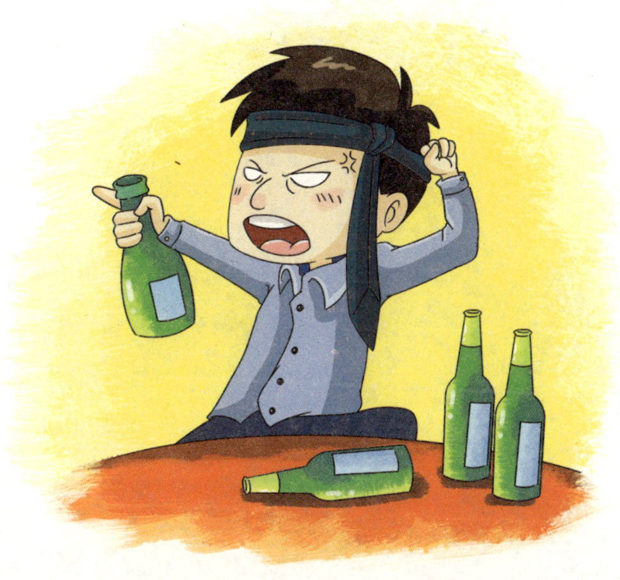

空腹饮酒对人体的损害是非常大的，因为空腹时酒精吸收快，人容易喝醉；而且空腹喝酒对胃肠道伤害大，容易引起胃出血、胃溃疡。在喝酒之前吃点东西，如奶类、豆浆等蛋白质饮料和富含淀粉的食物，以及富含果胶、B族维生素的水果和蔬菜，可以延缓酒精在身体内的吸收。一则能够对胃形成一些保护；二则使酒精和食物混合在一起，降低酒精浓度，延缓酒精吸收；三则可以摄入酒精代谢所必需的营养物质。酒精吸收后由肝细胞中乙醇脱氢酶及乙醛脱氢酶依次分解，富含碳水化合物的食物可以在肝脏合成肝糖原，肝糖原对于促进肝脏解毒和酒精代谢非常重要，可以降低酒精对肝脏及身体的伤害。

此外，喝酒宜慢不宜快，饮酒时不要饮用碳酸饮料，如可乐、雪碧等，这类饮料中的成分能加快身体吸收酒精。由于酒精对肝脏的伤害较大，喝酒的时候应该多吃绿叶蔬菜，其中的抗氧化剂和维生素可保护肝脏。还可以吃一些豆制品，其中的卵磷脂有保护肝脏的作用。

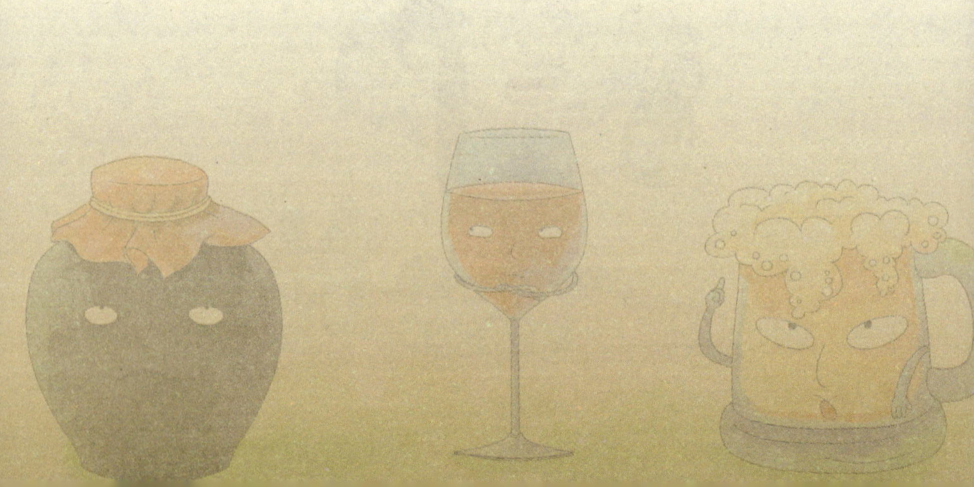

第四章

饮酒与健康

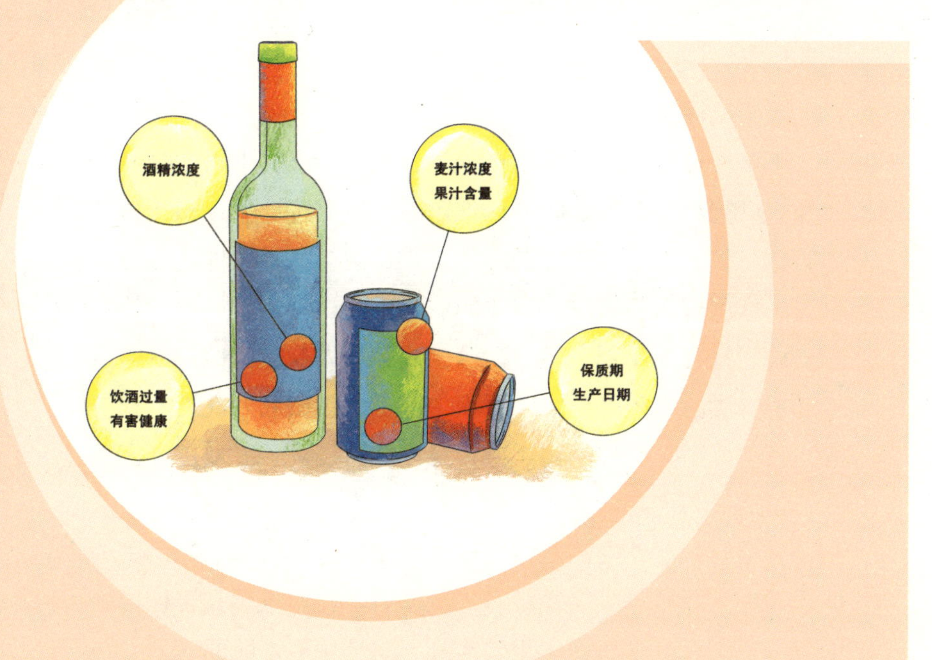

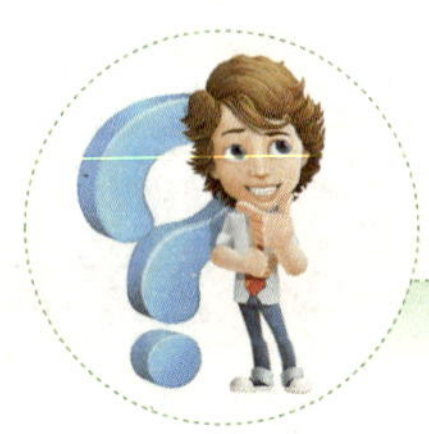

36. 如何理解“酒是把双刃剑”？

少量的酒是健康的朋友，过量饮酒是罪魁祸首。

酒是一种非常普遍的饮料，就像水、牛奶、水果和其他饮料一样。酒因其具有特殊的放松作用而为世界各地的人们所青睐，也被看作是增加社会交往的一种方式和对食物的一种补充。一般来说，饮酒具有积极的一面，如消除紧张与疲劳、恢复自信、作为一种“社交润滑剂”等，适度饮酒对身体有益。但对不负责任或过量饮酒的人来说，饮酒会产生许多问题如酒后乱性、暴力倾向、失去知觉、急性酒精中毒、身体器官损害，以及意外伤害事故，包括交通事故。

酒精对人体的影响主要与饮酒量和饮酒方式有关。酒后的临床表现因人而异，少量酒精进入机体后，会使人感到轻松愉快、语言增多，有时则表现出粗鲁无礼、感情用事、时悲时喜、时怒时愠。但当人体内酒精摄入量过多时，则会出现语无伦次、神情恍惚。

降低饮酒相关问题的关键不是酒本身，而在于如何饮酒，所以倡导理性饮酒非常必要。

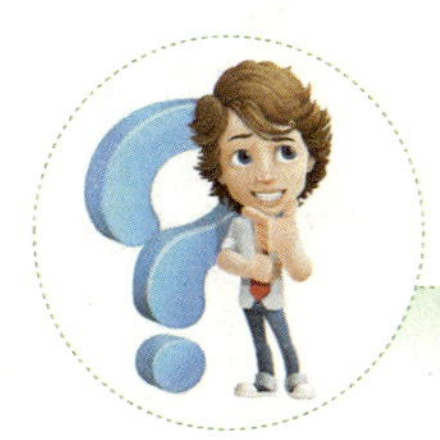

37. 适量饮酒有益健康吗?

“适量饮酒有益健康”这种说法我们时常听到。那么，适量饮酒真的有益健康吗?

世界卫生组织在 1993 年“生活方式与慢性病预防”的报告中指出，适量饮酒对心血管健康有利；美国人群研究结果表明，中老年人每天喝酒的量相当于 14 ~ 28 克酒精，可以降低总死亡率，但过量饮酒者的发病率和死亡率都比不饮酒者高。每天摄入酒精 10 ~ 30 克者的血压比不饮酒者低，但每天摄入酒精 30 克以上者，随着饮酒量的增加，血压显著升高。不少研究都得出类似结论，即适量饮酒对心血管疾病是有好处的。因此，许多地方可以听到适量饮酒可以促进心血管健康的说法。但是，需要警惕的是，除心血管疾病外，对于很多其他疾病，饮酒会导致患病风险增加，如高血压、肝硬化、胰腺炎等。

某些酒类含有的除酒精和水之外的其他成分，对健康有一定益处：葡萄酒含有多种具有抗氧化作用的植物化学物质，如黄酮类及鞣酸等；而多酚有防止血栓形成的作用，对预防心血管疾病及延缓衰老有一定好处。但是本来不喝酒的人，不要为了预防心脏病而喝酒，因为适度体力活动、维持健康体重、戒烟等都是预防心血管疾病的有效办法。

酒到底能不能喝？能喝多少？说到底，饮酒没有绝对的“安全剂量”。不过遵从限量建议，可以把风险控制在较低水平。如果原本有喝酒的习惯，应当把喝酒的量控制在“限量”以内；如果原本不喝酒的话，不要为了预防心脏病而喝酒。

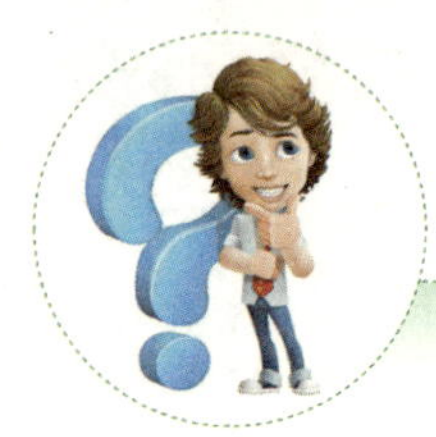

38. 过量饮酒如何损害健康？

长期大量饮酒会对身体造成巨大的危害：

- ✓ 酒精刺激胃黏膜，容易引起慢性胃炎。
- ✓ 酒精进入人体，吸收后首先作用于大脑神经。饮酒过多，会使大脑处于异常兴奋或麻痹状态，人会失去控制。
- ✓ 95% 以上的酒精经肝脏分解、排泄。如果饮酒过多，肝细胞就会遭到破坏，使肝脏发生生理、病理性改变，不但可引起脂肪肝，而且还会引发肝硬化。
- ✓ 酒精可引起男性精子数量减少、异常精子增多、活动力减弱，嗜酒还可使男性睾酮降低，导致阴茎勃起障碍，严重者可引起阳痿。
- ✓ 酒精可引起女性月经紊乱，内分泌功能紊乱。
- ✓ 酒精饮料中的杂质，如砷、钴、铜、铁等，严重影响心脏的功能，易引起酒精性心肌病。
- ✓ 长期饮烈性酒，食管和胃黏膜反反复复地受刺激，不仅会引发食道炎、胃炎、胃溃疡和酒精性肝炎，而且还可能导致食道癌、胃癌、肝癌等疾病。

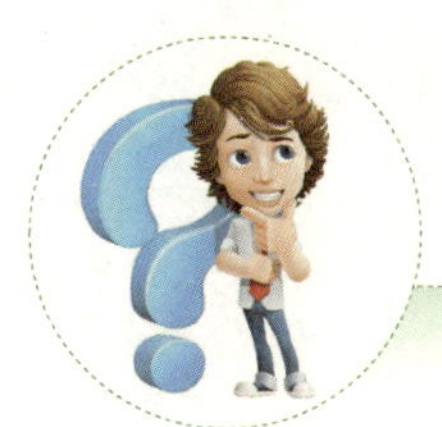

39. 醉酒后会对哪些脏器造成影响？

胃：酒精能使胃黏膜分泌过量的胃酸。大量饮酒后，胃黏膜上皮细胞受损，诱发黏膜水肿、出血，甚至溃疡、糜烂，程度再严重些就会出现胃出血。

肝脏：酒精会使肝脏囤积越来越多的脂肪，慢慢转化为炎症，长此以往可能形成肝硬化。需要注意的是，服用一些药物，如退热净和降脂的他汀类药物后绝对不能饮酒，它们会加剧肝脏损伤程度。

胰腺：酒精可通过多条途径诱发急性胰腺炎。酒精刺激胃壁细胞分泌盐酸，继而影响十二指肠内胰泌素和促胰酶素的正常分泌，最终使得胰腺分泌亢进。少量饮酒也会使慢性胰腺炎恶化，表现为腹痛频率和程度加剧。

大脑：酒精会损伤脑细胞。有研究报告，饮酒 6 分钟后脑细胞就开始受到破坏。长期酗酒者的记忆力会越来越差。

心脏：酒精可诱发心肌炎。酗酒的人，心肌细胞会发生肿胀、坏死等一系列炎症反应。在酒精的作用下，心率加快，心脏耗氧

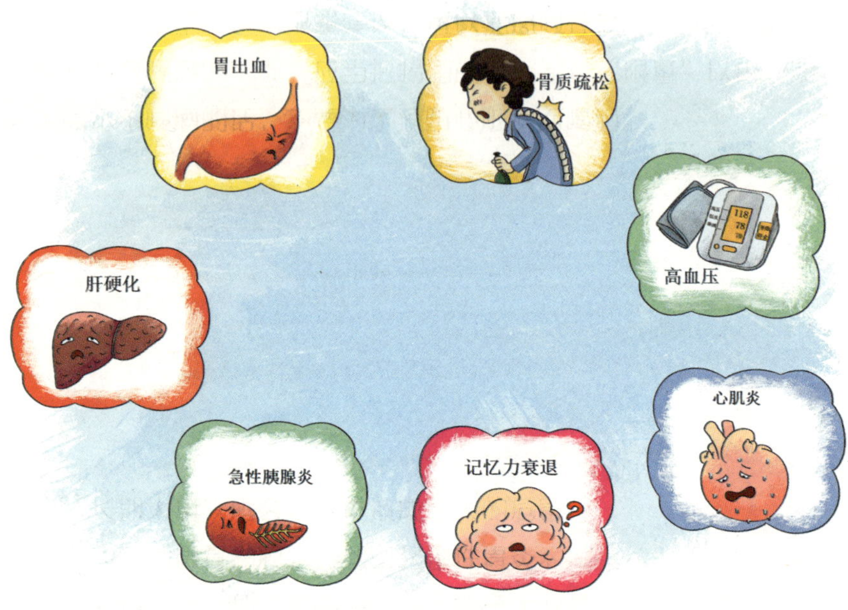

量剧增，心肌因疲劳而受损。

血压：酒精有升高血压的作用。

骨骼：过量饮用酒精会加速体内钙质的流失，因此酗酒的人易得骨质疏松症、易发生骨折。

乳房：酒精会刺激雌激素分泌，爱饮酒的男人乳房可能“增肥增大”。由于喝酒会减弱肝脏功能，而雌激素在肝脏内分解，所以酗酒的男人更易患乳腺癌。

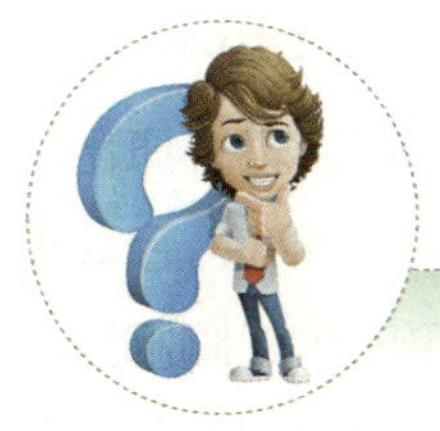

40. 喝酒会诱发胰腺炎吗?

乙醇在胰腺炎发病因素中具有重要作用，尤其与慢性胰腺炎关系密切。60%～90% 的慢性胰腺炎与乙醇有关，慢性胰腺炎发生率与饮酒量及持续时间成正比，近 10% 的酗酒者最终发展成慢性胰腺炎。乙醇在急性胰腺炎发病因素中占 31.7%，仅次于胆道因素 41%。

临床发现，并非所有长期饮酒者均能导致酒精性慢性胰腺炎，有些嗜酒者只表现为肝脏损害，有些表现为胰腺损害，而另外一些仅表现为神经病变。酒精并非是酒精性慢性胰腺炎发病的唯一因素，遗传易感性即某些基因的缺陷可能参与了酒精性慢性胰腺炎的发病机制。

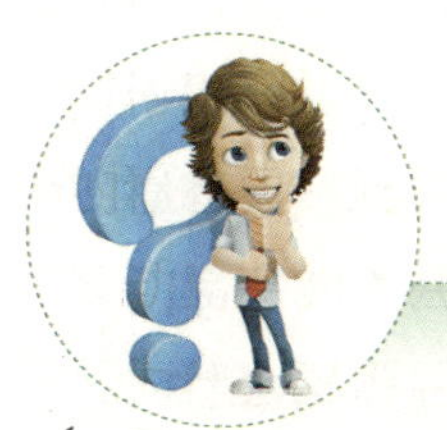

41. 长期大量饮酒会引起心肌病吗?

长期大量饮酒可能引起酒精性心肌病。酒精性心肌病常在不知不觉中发病，多见于 30 ~ 55 岁的男性，患者多有 5 ~ 10 年以上的嗜酒史。心脏增大常是酒精性心肌病最早的表现，多在体检、胸透、彩超时发现。早期病人于戒酒 4 ~ 8 周后心脏迅速缩小；晚期病人虽然也能有所缩小，但很难恢复到正常。再次饮酒者症状可再次出现或加重。有酗酒猝死者，多为室颤所致。

42. 大量饮酒是否会诱发脑溢血？

脑溢血又称脑出血，指脑实质内血管破裂引起的一种急性脑血管病，是急性脑血管病中最严重的一种。诱发脑溢血的客观因素主要有高血压、脑血管畸以及一些使血压骤然升高的因素。过量饮酒以后，可能造成血压升高、血管破裂，引发脑出血。有高血压、冠心病和脑动脉硬化等基础疾病的患者最好不要饮酒，饮酒会大大增加脑溢血发生的可能性。有饮酒习惯者应严格限制酒量，当出现不明原因的剧烈头痛、脖子痛、手脚麻木（特别是同侧手脚都出现麻木）、一时语言障碍（说话模糊不清）、视物异常等症状，应注意是脑溢血发作前兆，此时更要注意休息，并及时到医院检查诊治，以防出现意外。

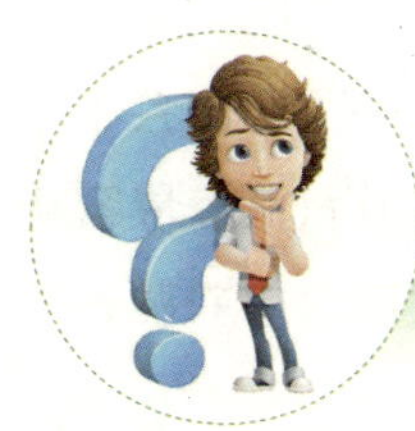

43. 醉酒后得肺炎是怎么回事?

肺炎是指包括终末气道、肺泡腔以及肺间质等在内的肺实质炎症，病因以感染最为常见，如细菌、病毒、真菌、寄生虫等，其他如放射线、过敏因素等亦能引起肺炎。醉酒最易诱发吸入性肺炎，主要是因为醉酒后呕吐导致误吸反流出来的胃内容物所致。如果进食太多，醉酒后发生呕吐，因为大醉后机体的保护反射变差，呕吐物就有可能进入气管和肺，引起吸入性肺炎炎症。此外，过度饮酒、酗酒可导致肺水肿和免疫功能抑制，从而加重肺炎的进程以及促进病毒感染引发肺炎的发生。因此，饮酒一定要适量，醉酒者一定要有人陪送回家，如果睡觉则一定要侧卧，如出现呕吐应帮助其保持身体前倾向前呕，同时敲打其背部以避免吸入性肺炎。

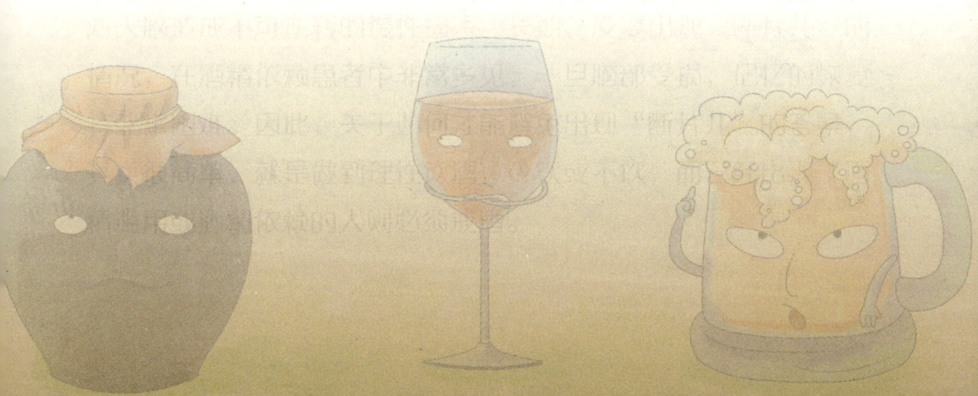

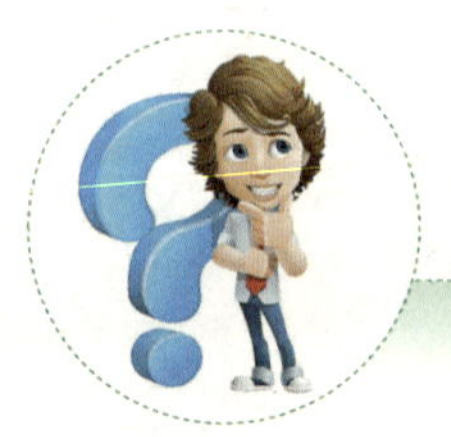

44. 长期饮酒对麻醉和手术有什么影响?

长期嗜酒可致慢性酒精中毒，对酒精产生耐受和生理依赖，同时脏器出现一系列病理、生理改变，对麻醉和手术的耐受力显著降低，具有明显的危险性。围手术期因酒精戒断常常有癫痫发作或谵妄、抽搐；有些患者给予镇静催眠药后呈现兴奋状态；实施区域麻醉时还可能导致外周神经病变。

长期饮酒使肝代谢加快，增加局麻药、镇静药、镇痛药及某些肌松药的耐受性。而一旦出现肝功能受损，则出现药效增加、凝血障碍。对疑有慢性酒精中毒或已经明确存在酒精中毒的病人，手术宜推迟，需全面系统了解心、肺、肝、脑等各脏器的损害程度。在戒酒期间，各脏器功能尚未完全恢复，麻醉有一定的危险，故最好择期手术。对偶然大量饮酒而致急性酒精中毒的病人，如需急症手术，对麻醉药的需要量减少可能较明显，应酌情合理用药，避免逾量。

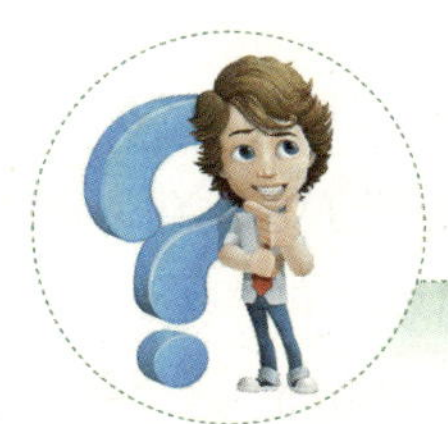

45. 什么是酒精肝?

酒精肝又叫酒精性脂肪肝，是由于长期大量饮酒导致的肝脏疾病。酒精肝主要是由嗜酒所致，其致病因素是单一的，即因长期、大量饮用各种含乙醇的饮料所致肝脏损害性病变，是酒精滥用的主要并发症之一。酒精肝是可逆的，但如果继续饮酒，肝细胞反复发生脂肪病变和坏死，最终发展为肝硬化，就会形成不可逆病变，最终导致肝昏迷直至死亡。

酒精性脂肪肝患者因其疾病的严重程度不同，临床表现也有差异，最常见的临床表现是肝脏肿大，在肝损害的临床各个阶段都可以存在。大量又长期喝酒的人，如果发生呕吐、右上腹疼痛，或伴随着黄疸、发烧等症状，就诊发现有肝大时，就应怀疑为急性酒精性肝炎。如果发现腹部逐渐肿大，下肢有水肿现象，面部又瘦又黄时，就要注意是否已经有酒精性肝硬化了。由于针对酒精性肝病的治疗方法很有限，主要以预防为主，因此，长期饮酒者应定期接受肝功能检查及医学随访。

酒精肝的治疗首先必须戒酒，酒精肝患者在完全戒酒 2 ~ 4 周后，多数可表现出组织学和肝功能明显改善，甚至可恢复正常。

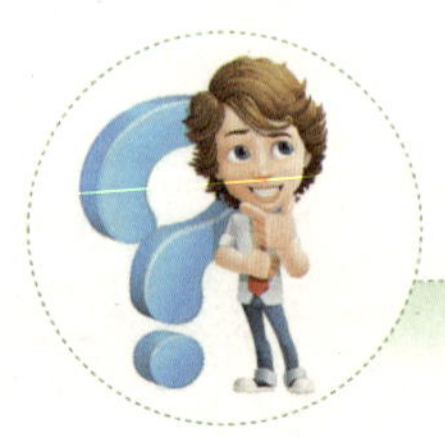

46. 肝炎病人能饮酒吗?

肝炎患者经常会由于食欲不振、偏食而导致蛋白质、维生素摄入不足，饮酒恰恰又会阻碍氨基酸、叶酸、维生素 B_6、维生素 B_{12} 的吸收，再加之肝炎患者肝实质本身已存在损害，肝功能降低，致使酒精代谢所需要的各种酶活性降低和分泌量减少，从而使肝脏对酒精的解毒能力进一步下降。上述这些因素均可促使肝炎的病程迁延，不利于恢复，轻则加重病情，重则促进发展为肝硬化、肝癌等恶性疾病。为了避免病情恶化，无论所患肝炎为哪种类型，绝大多数专家都不建议肝炎患者饮酒。

47. 糖尿病和喝酒有关系吗?

糖尿病是一组由多种病因引起的以慢性高血糖为特征的代谢性疾病，主要是由于胰岛素分泌和作用缺陷所导致。过度饮酒肯定会显著增加糖尿病的发病风险。长期饮酒一方面会诱发体内多种胰岛素靶器官产生胰岛素抵抗，从而导致胰岛素敏感性显著降低；另一方面还会直接损害胰岛 B 细胞的胰岛素产生和释放功能，导致糖耐量异常，发病风险显著增高。Ⅱ型糖尿病的患者如果大量饮酒，对血糖的控制会产生十分不利的影响，容易产生低血糖反应，出现并发症的时间早于非饮酒者，严重程度也远远高于非饮酒者。

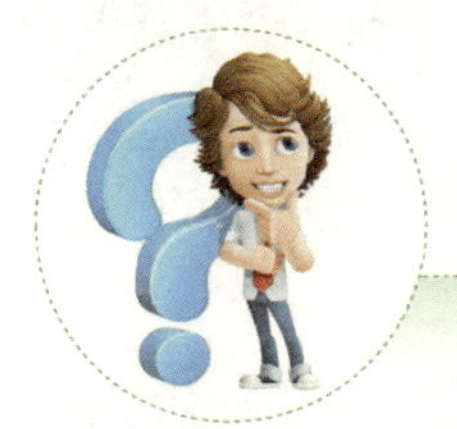

48. 为什么会有“酒瘾”？

酒瘾，即医学上的酒依赖，是精神科常见疾病之一，属于精神活性物质所致精神障碍，指由于长期大量饮酒而产生的人体对酒的强烈渴望和需求，以致饮酒不能自制，一旦停止饮酒则产生精神和躯体的各种不适症状。酒依赖对社会危害性非常大，给患者自己和家人带来巨大痛苦，不少家庭因此破裂。

由于长期较大量饮酒，机体对酒精产生心理上的嗜好与生理上的瘾癖。为满足嗜好和避免因停饮而发生躯体不适反应，酒依赖者不得不经常饮酒。反复饮酒之后，身体对酒精产生耐受性，酒量越来越大。长期大量饮酒可导致慢性酒精中毒，引起肝硬化、胃炎等一系列躯体疾病和遗忘、幻觉、意识障碍等精神症状。酒依赖者的病死率、自杀率和交通事故死亡率都显著高于一般人群。

酒依赖的病因主要包括：

❖ 遗传因素：酒依赖的神经心理缺陷都受遗传影响，有酒依赖家族史者患该病的风险更大。

❖ 心理因素：羞怯、紧张、不善交际的人，为了克服这些缺陷而饮酒，久而久之容易发生酒精依赖。

❖ 社会环境因素：地区、种族、习俗、环境、职业以及公众对酒的态度等，对酒精依赖的发生有影响。在支持或鼓励饮酒的环境中更容易出现酒依赖；儿童时代家庭关系不和睦或破裂、父母有饮酒嗜好者，成年后酒依赖发生率大大提高。

❖ 生化异常：乙醇能引起大脑某些区域多巴胺系统功能的异常，嗜酒与 5- 羟色胺系统异常有关。

❖ 精神障碍：酒依赖与其他精神障碍，如抑郁、焦虑和反社会型人格障碍等常常共存，两者之间可能互为因果。

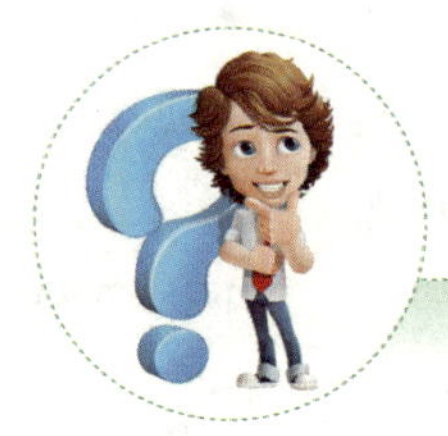

49. 有“酒瘾”应该怎么办？

酒精依赖的成因繁多，表现复杂。如何判断亲人或是朋友有没有酒精依赖呢？最简单、最核心的就是看是否具备成瘾性。成瘾性是指喝酒的人不喝不行的一种状态，有的人一天不喝就到处找酒，不喝就不舒服，非要有酒精的滋润才舒服，这就是成瘾性。有酒瘾的人不能单纯地被认为是人品或社会公德有问题，它其实是一种心理疾病，应该及时就医，得到更多的社会关爱和帮助。

酒依赖应该由精神科临床医生进行专业的诊断，但在日常生活中，我们可以通过简单的酒精滥用筛查量表（AUDIT）来判断自己或身边亲友的饮酒行为的风险程度，采取相应的干预措施。有了酒依赖之后，第一原则就是及时就诊，在医生的指导下规范治疗。在药物治疗的同时，加入心理、社会干预措施，也可以提高患者戒酒的成功率、提高患者的依从性、改善心理与社会适应、降低复发率，减少或避免酒精的使用与影响。

AUDIT 为半定量式量表，涉及酒精所造成的各种结果，包括对饮酒的态度、有无依赖的倾向、饮酒造成的不良后果和饮酒原因。完成酒精使用障碍筛查后，根据饮酒情况问诊结果和 AUDIT 得分来选择不同强度的干预方案。

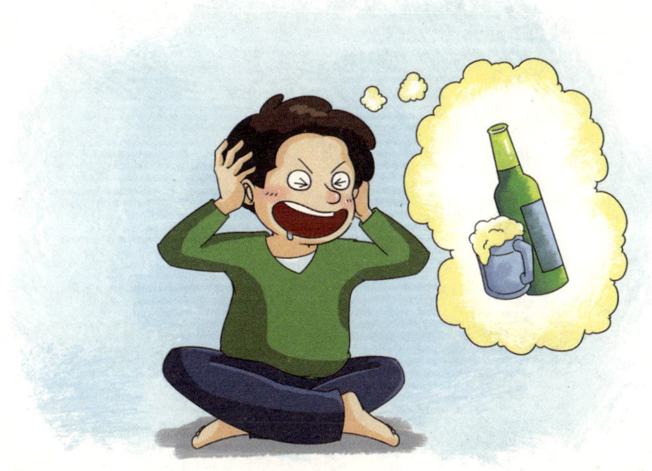

酒精滥用筛查问卷（AUDIT）

<table>
<tr><td colspan="2">使用说明：询问以下问题，并详细记录调查对象的回答。首先告诉调查对象“现在我将询问您最近一年饮用酒精性饮料的情况”，并结合当地实例解释酒精性饮料的含义，如啤酒、葡萄酒、伏特加等。记录时需将调查对象的饮酒量转化为“标准杯”计数（摄入10克纯酒精计为1个标准杯，约为250毫升啤酒、15毫升烈性白酒、一玻璃杯葡萄酒或黄酒），并将答案得分记录并累加。</td></tr>
<tr><td>1. 你喝酒的次数是多少？
（0）从不→直接跳到问题9和问题10
（1）每月1次或更少
（2）每月2～4次
（3）每周2～3次
（4）每周4次及以上</td><td>4. 最近一年，一喝酒就无法立即停止的情况出现过几次？
（0）从不
（1）每月不到1次
（2）每月1次
（3）几乎每周1次
（4）每天或几乎每天一次</td></tr>
<tr><td>2. 通常情况下，你每次喝酒的量是多少“杯”？
（0）1或2
（1）3或4
（2）5或6
（3）7、8或9
（4）10及以上</td><td>5. 最近一年，因为喝酒而耽误通常要做的事情的情况出现过几次?
（0）从不
（1）每月不到1次
（2）每月1次
（3）几乎每周1次
（4）每天或几乎每天1次</td></tr>
<tr><td>3. 一次喝酒6“杯”及以上的次数是多少？
（0）从不
（1）每月不到1次
（2）每月1次
（3）几乎每周1次
（4）每天或几乎每天1次
如果问题2和问题3得分都是0，则跳到问题9和问题10</td><td>6. 最近一年，大量饮酒的次日早上需要再喝一些酒才能正常生活的情况出现过几次？
（0）从不
（1）每月不到1次
（2）每月1次
（3）几乎每周1次
（4）每天或几乎每天1次</td></tr>
</table>

7. 最近一年，饮酒后感到内疚或后悔有几次？ （0）从不 （1）每月不到 1 次 （2）每月 1 次 （3）几乎每周 1 次 （4）每天或几乎每天 1 次	9. 你是否曾因自己喝酒而使本人或他人受伤？ （0）没有 （2）有，但不在最近这一年 （4）有，是在最近这一年
8. 最近一年，你酒后回忆不起前夜所发生事情的情况有几次？ （0）从不 （1）每月不到 1 次 （2）每月 1 次 （3）几乎每周 1 次 （4）每天或几乎每天 1 次	10. 是否有亲朋好友、医生或其他医务工作者曾关心你的饮酒问题，并劝过你戒酒？ （0）没有 （2）有，但不在最近这一年 （4）有，是在最近这一年

根据饮酒筛查结果选择不同强度的简短干预方案

饮酒风险水平	AUDIT 得分	饮酒问诊判断	简短干预方案
风险 I 区	0 ~ 7	低风险饮酒	饮酒健康教育
风险 II 区	8 ~ 15	高风险饮酒	简单建议
风险 III 区	16 ~ 19	有害饮酒	简单建议、简短咨询及持续监测
风险 IV 区	20 ~ 40	酒精依赖	转诊至专科医生进行诊断评估和治疗

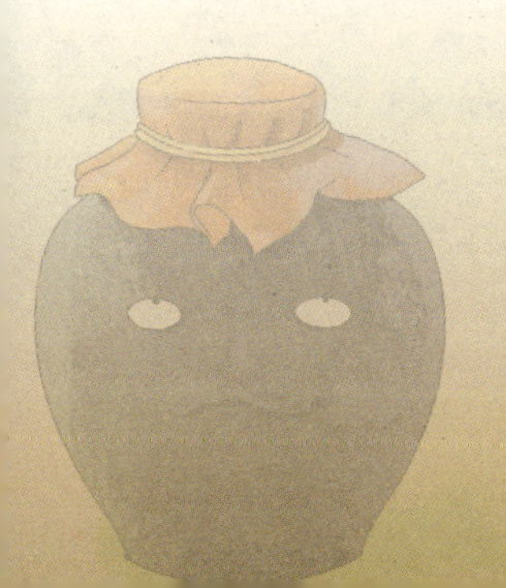
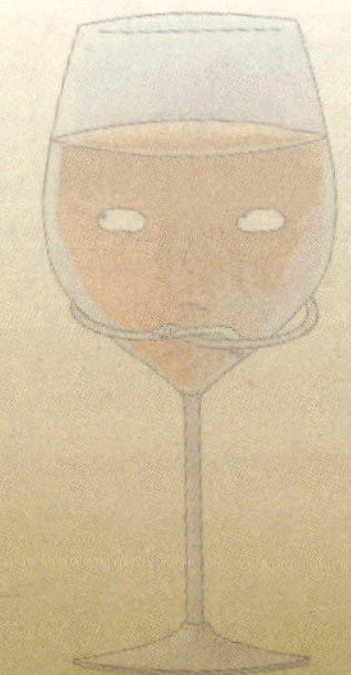
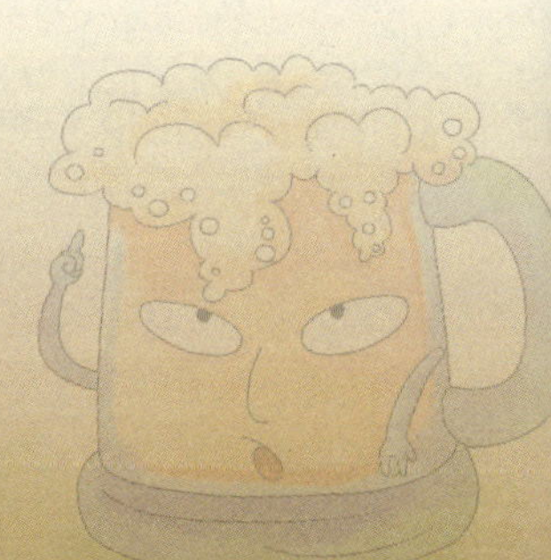

第五章

妇女儿童与饮酒

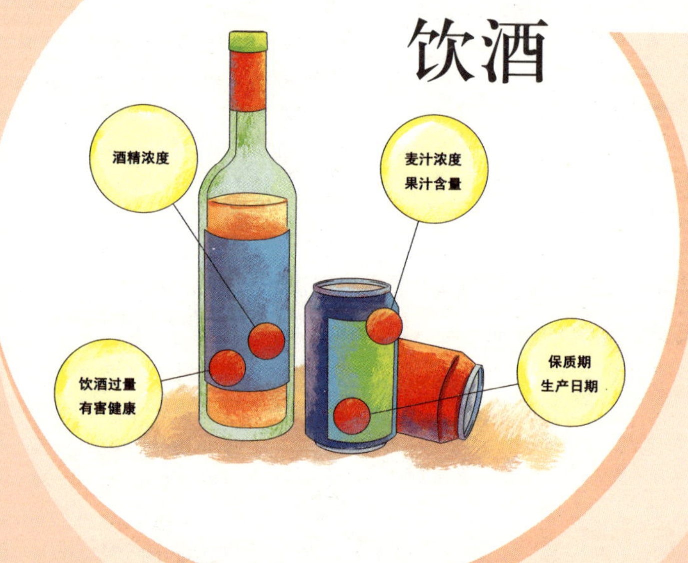

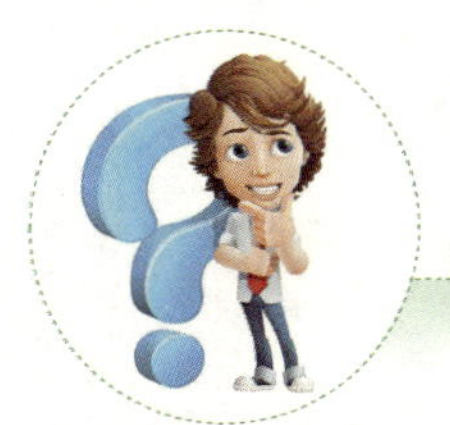

50. 备孕妇女可以饮酒吗？

备孕是指育龄妇女有计划地怀孕并进行必要的前期准备，是优孕与优生优育的重要前提。酒的成分主要是酒精，长期酗酒，男性睾丸分泌雄性激素的水平会下降，女性的卵巢功能也可能会受到损害，引起内分泌紊乱，影响备孕成功率，还可能导致卵子和精子畸形、受精卵畸形，使受精卵不易着床。

为了安全起见，备孕妇女应禁酒。不仅备孕妇女应禁酒，其丈夫也应禁酒。备孕妇女应在计划怀孕前半年（至少怀孕前三个月）开始禁酒。长期频繁饮酒的男性，至少要戒酒三个月以上，最好戒酒半年到一年时间，才能保证身体内被酒精影响的精子已经彻底从体内代谢，而新的精子没有受到酒精的影响。不但要禁饮常说的白酒、黄酒、红酒、啤酒等，还需要禁饮含有酒精的“饮料”。因为无论哪种酒或酒精饮料，里面都会含有乙醇，都可能对精子和卵子产生影响。

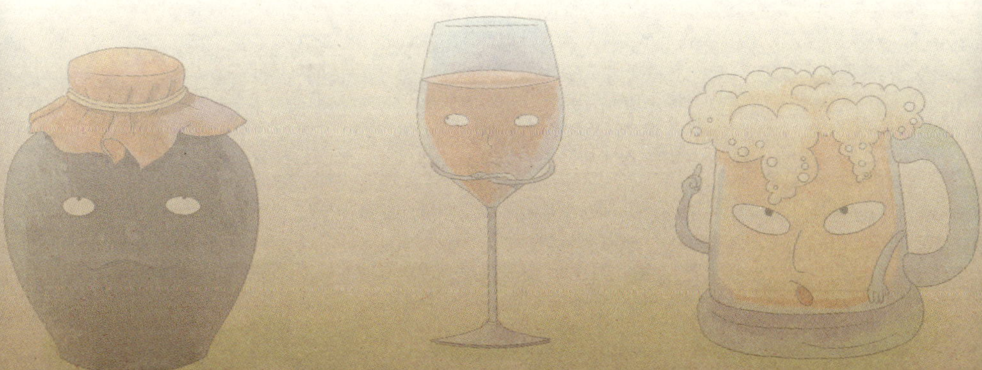

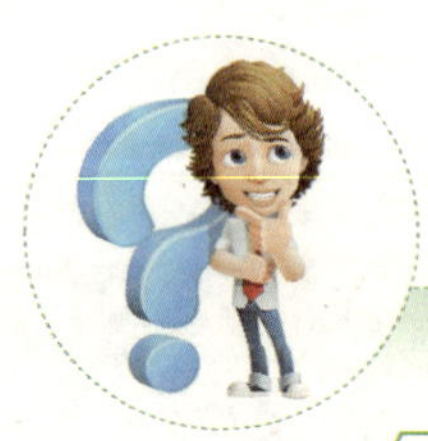

51. 饮酒与补充叶酸有什么关系？

叶酸缺乏可导致胎儿神经管畸形，即胎儿中枢神经发育畸形，表现为无脑儿、脊柱裂、脑膜膨出或唇腭裂等出生缺陷，因此女性在孕前3个月就应该开始补充叶酸。长期饮酒可导致叶酸缺乏，出现血浆和红细胞叶酸水平降低。一方面，是因为饮酒会影响胃肠黏膜功能，使消化功能受损，导致叶酸等营养素吸收不良；另一方面，饮酒会影响肝脏叶酸代谢，使叶酸活性代谢产物合成受损，最终导致人体内叶酸缺乏。因此，经常饮酒的女性在孕前要禁酒。

52. 饮酒对孕期维生素吸收的影响有哪些？

维生素 A 缺乏是胎儿宫内发育迟缓、低出生体重和早产的危险因素。饮酒会影响维生素 A 的吸收和储存，组织中维生素

A 代谢的酶会被利用于酒精代谢，进一步影响维生素 A 的代谢。一般来讲，正常的饮食中有足量的肉类、鸡蛋和新鲜蔬菜，可以满足孕妇维生素 A 的需要量。但经常饮酒者在备孕禁酒的同时，也要注意多食用富含维生素 A 和胡萝卜素的食物，如动物肝脏、鱼肝油、鱼卵、牛奶、禽蛋、核桃仁、深色蔬菜和水果。

妊娠期对维生素 D 的需要量增加，这一时期缺乏维生素 D 与孕妇骨质软化症和新生儿低钙血症相关，还可能引起新生儿低体重。饮酒会影响维生素 D 的吸收。当饮酒使肝脏受损时，激活饮食性维生素 D 的能力下降，对活性维生素 D 的降解增加，从而引起维生素 D 缺乏。因此，经常饮酒的人孕期更应注意维生素 D 的补充。一方面可以增加日晒，另一方面可以通过进食维生素 D 含量丰富的食物来补充，如牛奶、鸡蛋、三文鱼、动物肝脏等。

53. 饮酒对胎儿的影响有哪些?

酒精可引起中枢神经兴奋性增高，血流加快，出现全身小血管痉挛性收缩，子宫张力升高，进而引起孕妇阴道出血，胎盘水肿，增加早期流产的危险。妇女在妊娠期前 3 个月内饮酒，不论数量如何，都有可能会引起流产，并且饮酒数量越大，发生流产的危险性越高。

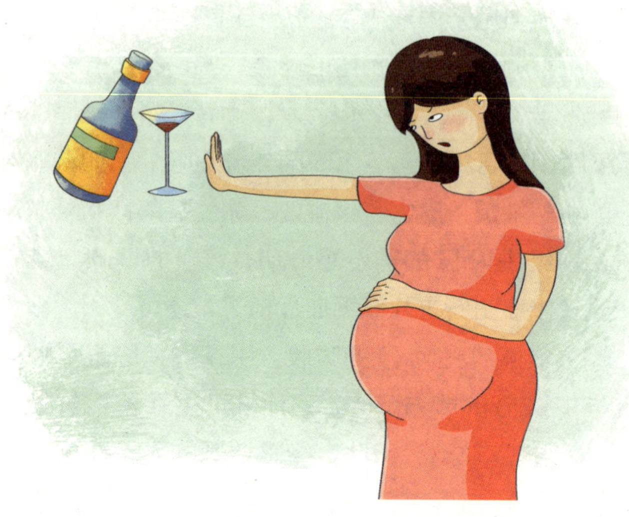

胎儿骨组织的生成和发育需要大量的钙，胎儿所需的钙只能从母体中获得。一般情况下，即使是母体缺钙，胎儿仍然要从母体中吸取定量的钙，这就可能导致准妈妈骨骼和牙齿脱钙，引起腰病、腿病、手足抽搐等，严重时还会造成难产。长期饮酒会导致血清钙和磷酸盐水平降低，导致备孕期妇女钙缺乏。酒精还可以引起肾上腺皮质功能亢进，对甲状腺形成刺激，影响钙结合蛋白的代谢，从而影响骨的代谢，孕妇易发生小腿抽筋或手足抽搐，严重者发生骨质疏松以及胎儿骨骼发育不良等。所以，孕前常饮酒者，除禁酒之外，在备孕和整个妊娠期间都要更加注意补钙。

酒精可以进入胎盘屏障，导致脐带供氧发生停顿，减缓细胞分裂，引起神经细胞变性、坏死。在怀孕初期，胎儿大脑以每分钟产生百万个新脑细胞的速度增长，在这个时期饮酒会造成胎儿大脑重大损伤。同时孕期的酒精暴露会影响子代学习记忆基因受体的表达。妊娠期经常饮酒的妇女，所生婴儿中大约有 40% 存在不同程度的感觉神经性听力减退，个别还可能出现听力丧失。

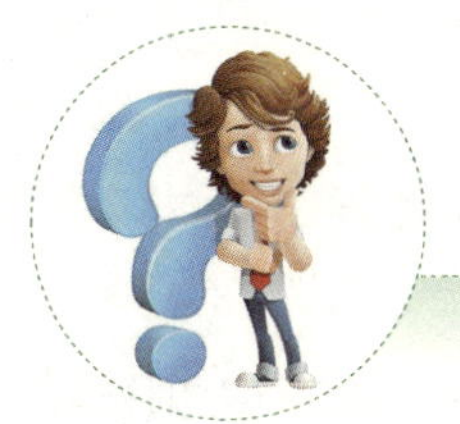

54. 最低饮酒年龄是多少?

最小法定饮酒年龄或最小法定购酒年龄是指：在一个执法范围内，允许个人在公共场合饮用或购买酒精饮品的最小年龄。该法律通常覆盖内容广泛，对什么年龄、在哪里、什么条件下、允许饮用或购买什么品种的酒等均有具体规定，并且不同国家之间的规定也有所不同。如，德国规定的是最小法定购酒年龄，对允许购酒堂饮（在购酒的场所饮酒）和购酒外带（在购酒场所买酒后带走）的最小年龄规定相同，均为达到 16 岁时可以购买啤

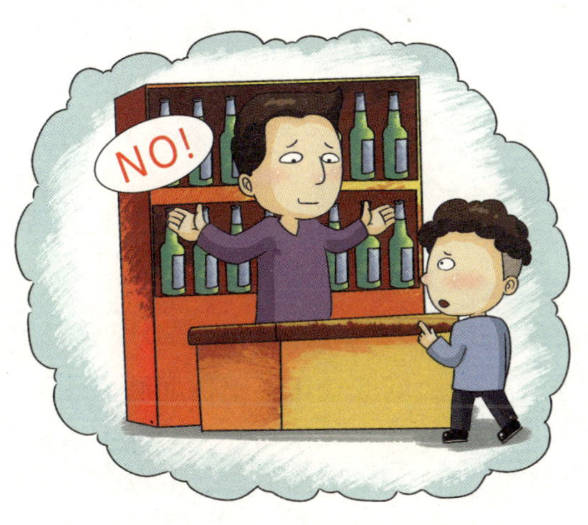

酒和红酒，但烈酒要求达到 18 岁才能购买。截至 2012 年，全世界 190 个国家中有 155 个国家有最小法定饮酒或购酒年龄的规定。在有规定的国家中，最小年龄从 10 岁到 25 岁不等，其中大部分国家设定为 18 ~ 19 岁，美国等 12 个国家设定在 21 岁。

有证据表明，设定最小法定饮酒或购酒年龄能有效地限制青少年对酒精饮料的可及性或消费量。而且，规定的年龄越高，限制青少年饮酒的效果越好。以美国为例，1988 年全部州通过了最小饮酒年龄为 21 岁的法令，对比法令没有实施前，18 ~ 20 岁甚至 21 ~ 25 岁青年的饮酒率均有明显下降，交通事故的发生率也下降了 16%，而且保护了青少年酒精和药物依赖、自杀和杀人的发生。因此，设定的最小法定饮酒和购酒年龄是一项保护青少年的必要措施，需要全社会的促进与参与。

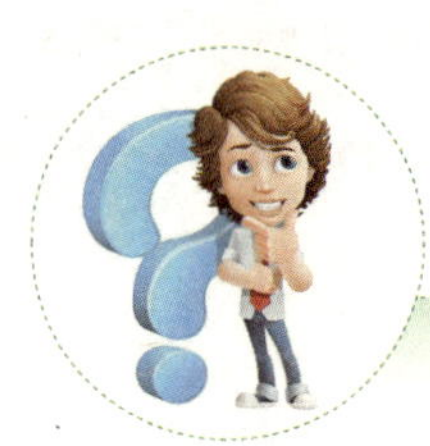

55. 我国关于未成年人饮酒的法律法规有哪些？

《中华人民共和国未成年人保护法（2012 年修正）》

✓ 第三十七条：禁止向未成年人出售烟酒，经营者应当在显著位置设置不向未成年人出售烟酒的标志；对难以判明是否已成年的，应当要求其出示身份证件。任何人不得在中小学校、幼儿园、托儿所的教室、寝室、活动室和其他未成年人集中活动的场所吸烟、饮酒。

✓ 第六十七条：向未成年人出售烟酒，或者没有在显著位置设置不向未成年人出售烟酒标志的，由主管部门责令改正，依法给予行政处罚。

《中华人民共和国预防未成年人犯罪法（2012 年修正）》

✓ 第十一条：父母或者其他监护人应当关注未成年人的生理、心理状况和行为习惯，以健康的思想、良好的品行和适当的方法教育和影响未成年人，引导未成年人进行有益身心健康的活动，预防和制止未成年人吸烟、酗酒、流浪、沉迷网络以及赌博、吸毒、卖淫等行为。

✓ 第十五条：未成年人的父母或者其他监护人和学校应当教育未成年人不得吸烟、酗酒。任何经营场所不得向未成年人出售烟酒。

《中华人民共和国广告法（2015 修订）》

✓ 第四十条：在针对未成年人的大众传播媒介上不得发布医疗、药品、保健食品、医疗器械、化妆品、酒类、美容广告，以及不利于未成年人身心健康的网络游戏广告。

✓ 第五十七条：有下列行为之一的，由工商行政管理部门责令停止发布广告，对广告主处二十万元以上一百万元以下的罚款，情节严重的，并可以吊销营业执照，由广告审查机关撤销广告审查批准文件、一年内不受理其广告审查申请；对广告经营者、广告发布者，由工商行政管理部门没收广告费用，处二十万元以上一百万元以下的罚款，情节严重的，并可以吊销营业执照、吊销广告发布登记证件。

违反本法第四十条第一款规定，在针对未成年人的大众传播媒介上发布医疗、药品、保健食品、医疗器械、化妆品、酒类、美容广告，以及不利于未成年人身心健康的网络游戏广告的。

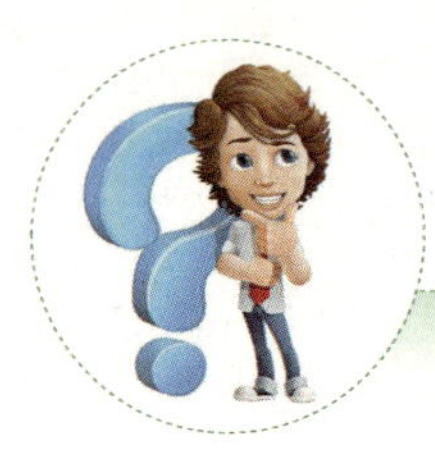

56. 未成年人饮酒对身体会产生哪些危害？

与成年人相比，未成年人的生理和心理都未发育成熟，对酒精的反应比成人更敏感。酒精导致的后果往往更加严重：

✓ 生长发育阶段各脏器功能不完善，对酒精的解毒能力低，饮酒对身体的损害特别严重。

✓ 改变大脑的结构和功能，引起包括记忆力、计划和执行能力、空间感知力和注意力等认知功能的障碍，降低学习能力和运动能力。

✓ 机体矿物质代谢发生变化，钙量异常，容易增加骨质疏松症和骨折的发生，影响生长发育，酒精还可能影响激素分泌进而影响青少年的身体发育。

✓ 缺乏控制能力，一旦喝酒容易喝多、喝醉，严重的可能会造成昏迷甚至死亡。

✓ 改变判断能力：未成年人中饮酒者发生打架斗殴和犯罪行为

的可能性，以及交通事故、伤害事件和自杀事件的发生率均高于不饮酒者。

✓ 处于行为形成关键期，此时养成饮酒习惯者，会增加其成人后危险性饮酒的风险，比其他人更易出现酒精依赖症、成瘾等行为问题。

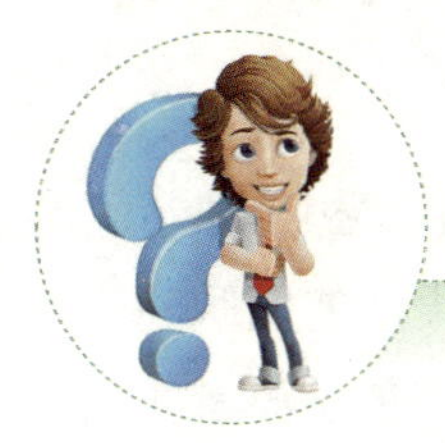

57. 未成年人醉酒会出现哪些危险行为？

酒精可以损害判断能力，青少年大量饮酒后更容易做出危险行为，包括：破坏公物、打架、暴力、交通事故、吸烟、使用违法药物、性侵犯、自杀、杀人等。在美国的调查中，尽管法律规定达到 21 岁才能饮酒，仍有 1/3 的青少年在过去一个月内喝过酒，狂饮的比例高达 18%。研究发现，8% 的青少年酒后开车，20% 的青少年乘坐了饮酒司机的车。青少年酒后容易发生危险性行为，从而导致感染性疾病、意外怀孕以及胎儿酒精综合征的发生。频繁大量饮酒更与低自尊、抑郁、焦虑、行为障碍和反社会行为有关，也会进一步增加尝试自杀的可能。而且，青少年开始饮酒越早，这些危险行为的后果就越严重。

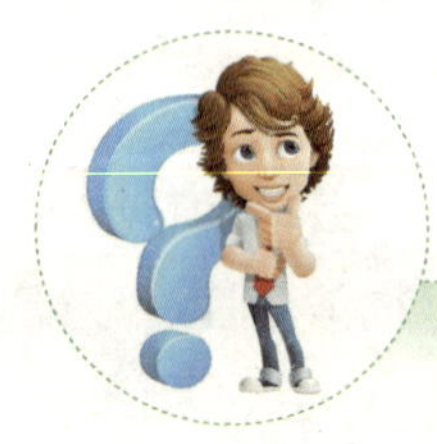

58. 未成年人都是为什么喝酒?

未成年人从儿童期步入青春期后，身体、情绪和生活方式等方面发生着巨大改变。大脑的发育和功能精细化使他们倾向于寻求新鲜、刺激的事物，其中就包括尝试喝酒。青少年自身如何看待酒精，影响着他们是否开始饮酒以及饮酒的多少。如果一个青少年认为饮酒是个让人愉悦的过程、能够帮助自己结交朋友，那么饮酒的可能性就更大。青少年对酒精的主观期望通常很早就建立了，并且随成长变化。9 岁以前，儿童一般认为饮酒是一种不好的行为，到了 13 岁左右，他们开始对酒精有更多的积极期望。

青少年自身的性格心理因素，包括价值观、信念、特质、性情和心理情况无可避免地会渗透到他们行为当中。研究显示，学习和表现欠佳、对未来没什么追求的青少年饮酒的可能性更大；非传统、叛逆的青少年饮酒的情况更严重；压力、焦虑和抑郁状态下的青少年饮酒的量更大。

家庭环境的影响对青少年的饮酒行为十分重要，青少年初次饮的酒很可能是从父母、亲戚、兄弟姐妹那里获得，或者自己在家里拿到的。父母如果有重度饮酒行为，则孩子发生重度饮酒的可能性是父母不饮酒的孩子的 2 倍。父母对待孩子饮酒的态度越宽松，孩子饮酒的可能性越大，拿到酒越容易，过量饮酒的可能性越大；反之，父母对孩子看管得越紧，对他的活动和去向了解得越多，孩子饮酒的可能性就越小。父母与孩子之间的关系越亲密，孩子饮酒的可能性越小。

青少年与同伴相处的时间远多于在家的时间，与同伴交往是青少年社交发展、获得认同的主要途径，来自同伴的影响甚至比家长的影响更大。如果一个青少年对酒精有很多积极期望，他也很可能选择对酒精有同样看法的同伴作为朋友，二者互相影响。同时，青少年会受到同伴或同伴团体行为和规范的影响，如果周围的人都喝酒，或者间接地感知周围的人对饮酒的支持态度，就很有可能喝酒。

还有一个导致青少年饮酒的因素是市场营销。有研究表明，接触酒类广告越多的青少年，饮酒的可能性越大，尽管这两者的关系和作用机制尚不明确。

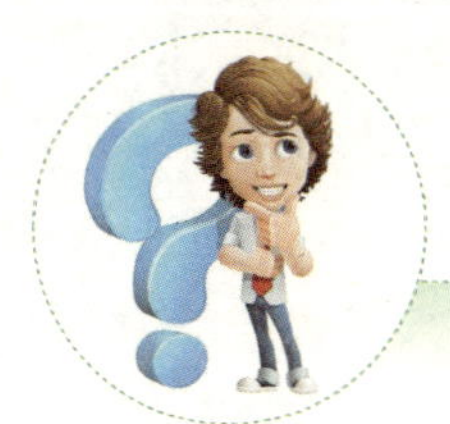

59. 家长应该如何对待未成年人饮酒？

“不让未成年的孩子喝酒是成长的最健康、最佳选择。”

家庭环境的影响对孩子成长十分重要，酒精滥用家族史可以同时从遗传和环境两方面影响后代。家长饮酒的频率越高，家长对孩子饮酒的态度越宽松，孩子饮酒的可能性越大；家长有酒精依赖，孩子产生酒精依赖的可能性更大。而且，如果家长有饮酒问题，还会影响到家庭功能，家长和孩子之间的关系，以及家长对孩子的教养行为，这些都会损害孩子的健康成长。因此，家长有责任为孩子树立榜样，引导他们建立正确的饮酒态度和行为。

家长需要：

❖ 为孩子营造良好的家庭氛围、建立亲密的家庭关系；

❖ 善于倾听和沟通，让孩子愿意分享他经历的事情；

❖ 告诉孩子饮酒的危害，不放松在孩子饮酒问题上的态度，清楚地表达不赞同他饮酒，在家里设定明确的原则，在家庭聚会上不给孩子提供酒；

❖ 言传身教，自己适量饮酒，不酗酒、不借酒消愁、不酒后驾车，尽量不在孩子面前饮酒；

❖ 了解孩子的去向，关注孩子周围的同伴环境，知道他在哪里、和谁在一起；

❖ 教导他们如何正确地判断和取舍来自周围的影响，帮助他们锻炼应对技能；

❖ 告诉孩子在聚会时选择正确适宜的庆祝方式；

❖ 关心孩子的情绪和心理，告诉他们饮酒并不是纾解压力和缓解负面情绪的方式，反而可能会引起抑郁感受，甚至长期、严重的后果；

❖ 帮助孩子形成有主见、能判断、有责任感的正面形象价值观。

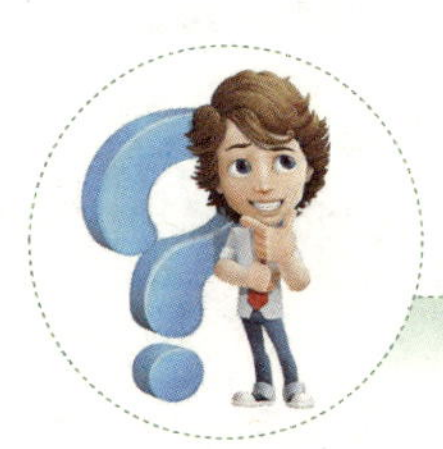

60. 可以让孩子帮我去买酒吗？

我国法律明确规定：禁止向未成年人出售烟酒，经营者应当在显著位置设置不向未成年人出售烟酒的标志；对难以判明是否已成年的，应当要求其出示身份证。因此，家长不应该让孩子去买酒。家庭环境的影响对孩子成长十分重要，家长饮酒的频率越高，家长对孩子饮酒的态度越宽松，孩子饮酒的可能性越大。家长让孩子去买酒的行为表明家长本身饮酒并且很可能不避讳在孩子面前饮酒，这也在一定程度上暗示着家长对饮酒问题的态度是宽松的。即使对于规定了最小法定饮酒年龄或最小法定购酒年龄的国家而言，这一限制也仅能在公共场合对青少年加以约束。

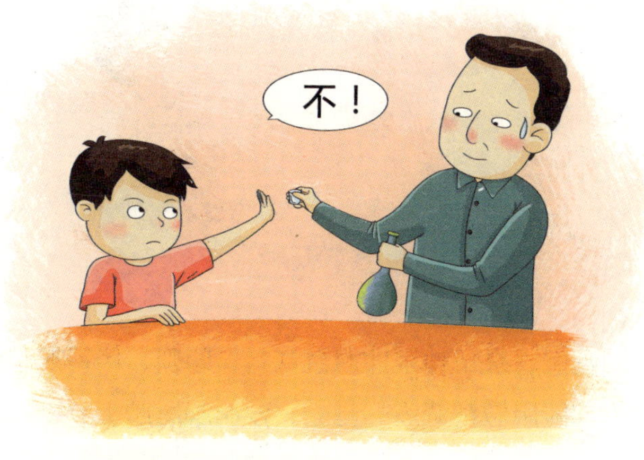

如果父母同意或不反对孩子在家饮酒，这一年龄限制所带来的积极作用可能会在很大程度上被削弱。因此，改善青少年饮酒现状需要家庭和全社会共同努力，家长应该积极、正确地承担其中的责任。

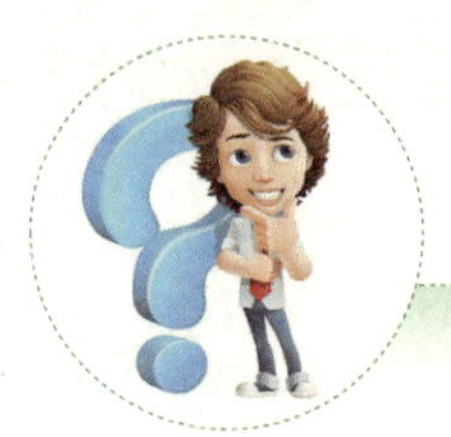

61. 孩子可以喝预调鸡尾酒吗？

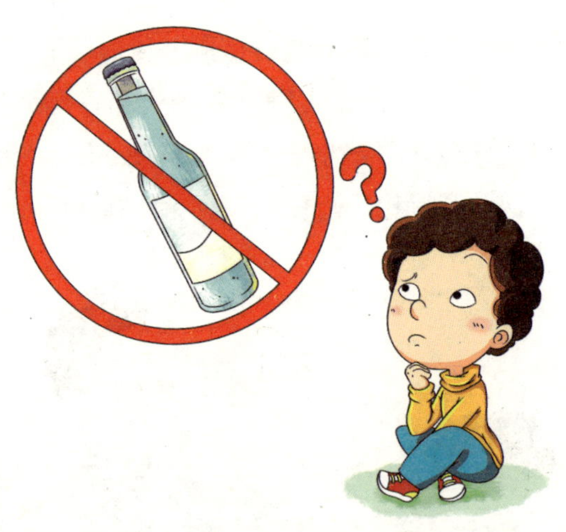

预调鸡尾酒是一种果汁混合饮料，朗姆、伏特加、威士忌、白兰地等都能用做预调酒的基酒。预调鸡尾酒主要以年轻人为销

售对象，近年来在市场上很流行。市面上的预调鸡尾酒不但邀请当红年轻明星做代言，而且在国内许多综艺、影视剧中频繁出现，使得众多年轻受众效仿饮用，市场产值快速增长。虽然预调鸡尾酒与啤酒的酒精度相近，但因为它的亮丽颜色、果汁口味以及市场宣传等，都很可能被孩子当成饮料来喝。已有研究发现，饮用预调鸡尾酒与未成年人发生重度饮酒以及酒精相关性伤害有关。目前，预调鸡尾酒不但在各大超市、便利店及聚会场所非常常见，许多学校周围的小卖部也有售卖。因此特别需要家长重视，教育孩子不应饮用。

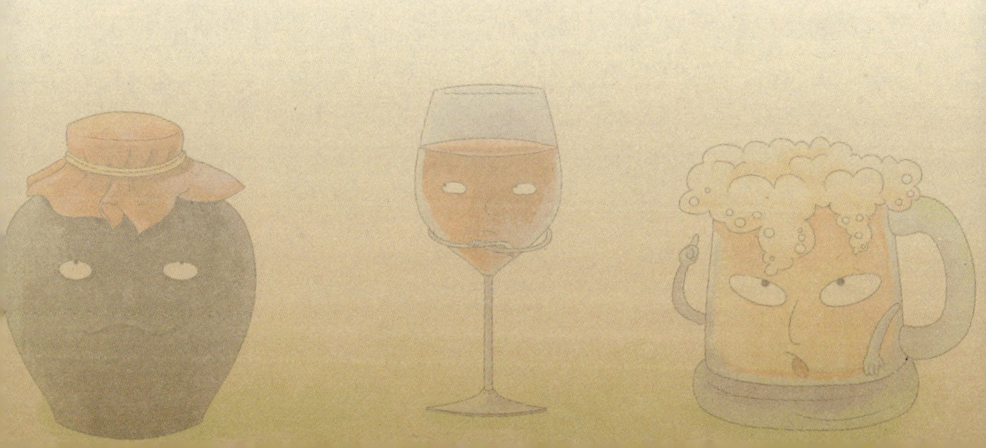

第六章

饮酒相关危险行为

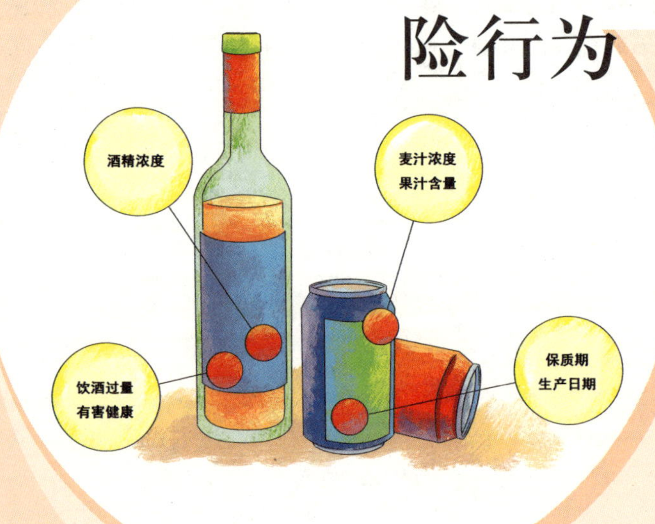

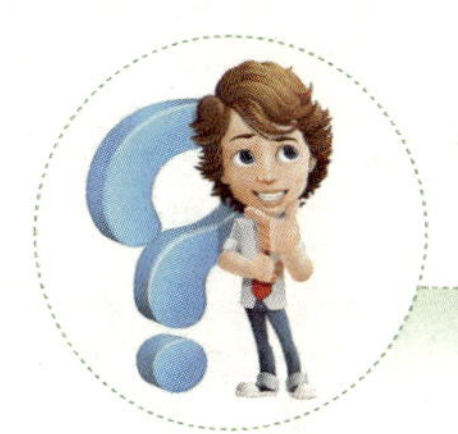

62. 你知道喝多少酒就是酒后驾驶吗？

根据国家质检总局、国家标委会在2004年发布的《车辆驾驶人员血液、呼气酒精含量阈值与检验》（GB 19522—2004）中规定，车辆驾驶人员血液中酒精含量大于或等于20毫克/100毫升小于80毫克/100毫升的驾驶行为为饮酒驾驶；血液中酒精含量大于或等于80毫克/100毫升的驾驶行为为醉酒驾驶。饮酒驾驶属于违法行为，醉酒驾驶属于犯罪行为。

很多驾驶员对酒精的影响作用警惕性不高，对法律规定的“酒后驾驶”和“醉酒驾驶”的最低血液酒精浓度等概念模糊，往往在自认为只是少量饮酒的情况下出现酒驾行为。实验证明，用45分钟缓慢喝下一瓶啤酒，5分钟后测试结果，酒精含量就可达到60毫克/100毫升，此时开车就已是酒驾，而如果是一大纸杯的红酒或白酒就可达到醉驾标准。

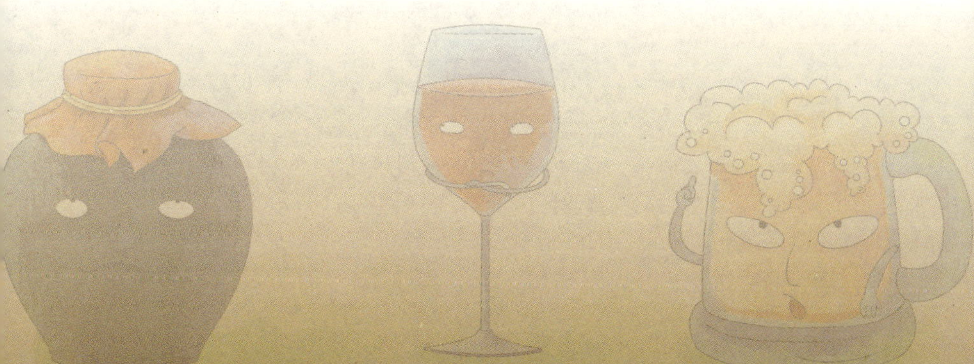

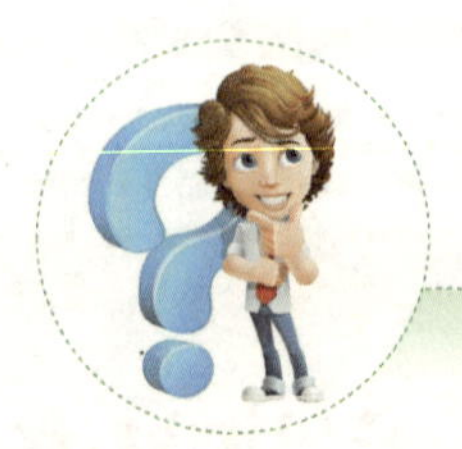

63. 酒后驾驶和醉酒驾驶的处罚规定是什么？

根据2011年4月22日第十一届全国人民代表大会常务委员会第二十次会议修改的《中华人民共和国道路交通安全法》和2011年2月25日第十一届全国人民代表大会常务委员会第十九次会议通过的《中华人民共和国刑法》修正案（八）的规定，机动车驾驶人“酒驾”行为的行政和刑事处罚如下表：

违法行为	车辆分类	处罚标准	处罚依据
饮酒后驾驶	非营运机动车	1. 处暂扣6个月机动车驾驶证，并处1 000～2 000元罚款	《中华人民共和国道路交通安全法》第91条第1款
		2. 因饮酒后驾驶机动车被处罚，再次饮酒后驾驶机动车的，处10日以下拘留，并处1 000～2 000元罚款，吊销机动车驾驶证	
	营运机动车	处15日拘留，并处5 000元罚款，吊销机动车驾驶证，5年内不得重新取得机动车驾驶证	《中华人民共和国道路交通安全法》第91条第3款

违法行为	车辆分类	处罚标准	处罚依据
醉酒后驾驶	非营运机动车	1. 由公安机关交通管理部门约束至酒醒，吊销机动车驾驶证，依法追究刑事责任；5 年后不得重新取得机动车驾驶证	《中华人民共和国道路交通安全法》第 91 条第 2 款
		2. 处拘役 1 ～ 6 个月，并处罚金 1 000 元以上	《中华人民共和国刑法》第 131 条第 1 款
		3. 同时构成其他犯罪的，依照处罚较重的规定定罪处罚	《中华人民共和国刑法》第 131 条第 2 款
	营运机动车	1. 由公安机关交通管理部门约束至酒醒，吊销机动车驾驶证，依法追究刑事责任；10 年后不得重新取得机动车驾驶证，重新取得机动车驾驶证后，不得驾驶营运机动车	《中华人民共和国道路交通安全法》第 91 条第 4 款
		2. 处拘役 1 ～ 6 个月，并处罚金 1 000 元以上	《中华人民共和国刑法》第 131 条第 1 款
		3. 同时构成其他犯罪的，依照处罚较重的规定定罪处罚	《中华人民共和国刑法》第 131 条第 1 款
饮酒后或者醉酒驾驶机动车发生重大交通事故，构成犯罪的		依法追究刑事责任，并由公安机关交通管理部门吊销机动车驾驶证，终生不得重新取得机动车驾驶证	《中华人民共和国道路交通安全法》第 91 条第 5 款

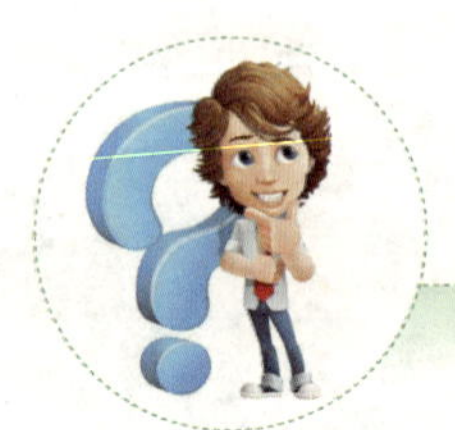

64. 酒后多久能开车？

即使是少量饮酒，酒精也会削弱对于安全使用道路行为和能力，包括视觉和驾驶技能，因此酒后驾驶是被严格禁止的。在现实生活中，我们经常遇见喝酒隔夜仍被查出酒驾的案例，那么到底酒后多久能开车？

喝酒之后，酒精通过口腔到胃再到小肠，被吸收入血液后对人体全身产生影响。所谓“醒酒”，就是酒精在人体中的代谢过程。这一过程中，起最大作用的是肝脏中的酶。酒精进入血液后，在肝脏中的乙醇脱氢酶作用下变成乙醛，乙醛又在乙醛脱氢酶作用下变成乙酸，最后变成二氧化碳和水排出体外。由于每个人酒精代谢的程度、胃内容物含量、性别、体重、体型、肝脏健康状况、遗传因素等的不同，因此“酒后多久能开车”这个问题，要因人而异。

一般情况下，酒后 8 ~ 12 小时，酒精在体内含量将大大降低，24 ~ 48 小时，则会完全挥发，达到正常。在不确定是否已经“醒酒”的情况下，驾驶人切忌开车。

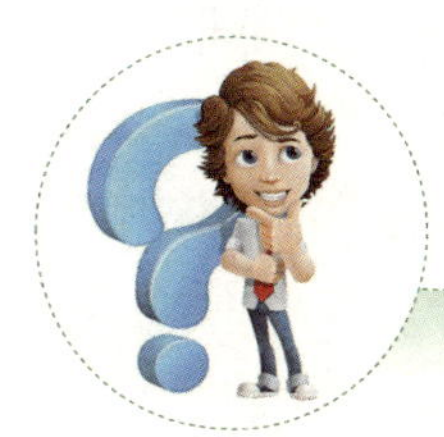

65. 除了喝酒，这些食物吃了也是酒后驾驶！

除直接饮酒之外，通过进食某些“涉酒”食物和药物也会影响驾驶员体内的酒精含量，可能导致“被酒驾”。

部分食物在制作过程中都会用到黄酒、料酒、啤酒或白酒，因此在这些食物中都存在少量的酒精，如果食用后立即进行酒精测试，则可能会超标，如豆腐乳、醉蟹（螺、虾）、啤酒鸭、酒香鸡脖、糟鸡（肉）、酒酿丸子、酒心巧克力等食物。另外，平时人们在烹调过程中也有很多菜需要加入料酒，而经常食用含糖量高的水果，如苹果、香蕉、梨等，如储存不当也会产生酒精成分，一次进食过多的话也有可能导致测试超标。夏天常见的饮品酸梅汤，乌梅在加工或酵母菌发酵过程中会产生低浓度的醇类化合物，也可能会引起酒精测试仪的反应。

有些药物同样因为在其制造和加工过程中会加入一定量的乙醇，也就是酒精，也可能导致“被酒驾”。如藿香正气水、十滴水、治风湿类疾病的药酒和糖浆等一些中成药中就含有乙醇，一些注射液如氢化可的松、尼莫地平、血栓通、尼麦角林、托拉塞米、多西他塞等药物，某些口腔清新剂、漱口水和花露水中也都含有大量的酒精成分。

对志愿者的酒精测试显示，食用醉虾、黄酒蒸青蟹即可达到酒驾标准，而食用豆腐乳、漱口水更是大大超过了醉驾标准。但是食用醉虾、黄酒蒸青蟹、豆腐乳者 3 分钟后检测，酒精含量全部归零；使用漱口水 5 分钟后检测同样归零。因此如果真是饮酒后开车，想要以食物为借口逃避酒驾处罚是无效的。

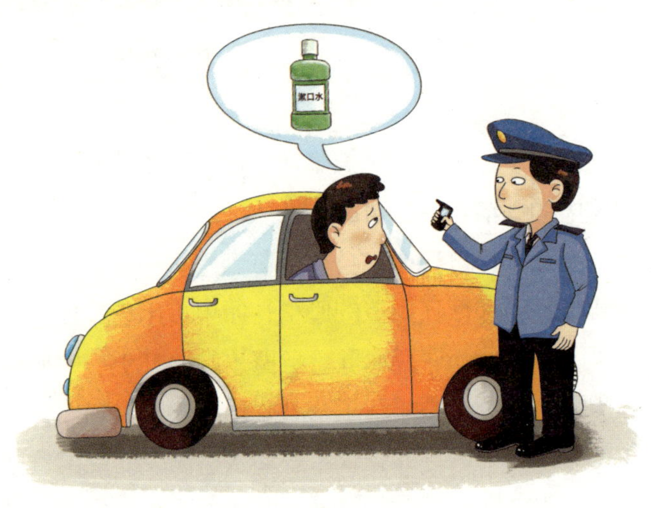

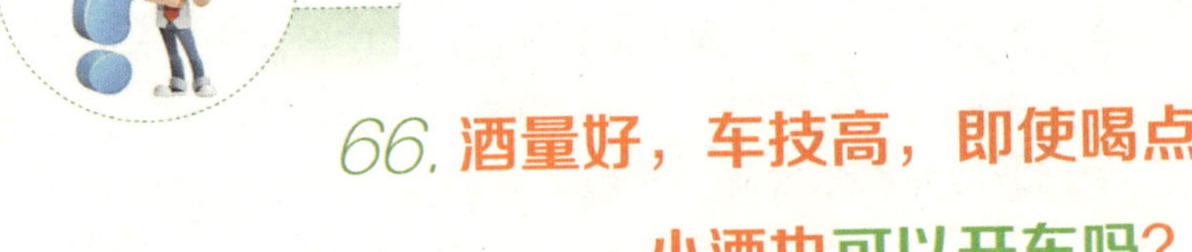

66. 酒量好，车技高，即使喝点小酒也可以开车吗？

根据饮酒量的不同，酒精对大脑的直接影响是消沉或兴奋。

无论是哪种，酒精都会导致能力减弱从而增加事故发生的可能性，造成判断不良、反应时间增加、放松警惕和降低视觉敏锐。从生理学角度来看，酒精也会降低血压，抑制人的知觉和呼吸。酒精会削弱人的判断力，即使在血液酒精含量很低的情况下也会增加事故风险；并且随着血液酒精含量的增加，酒精的作用也越来越明显。除对事故后果的直接影响外，酒精还被认为会影响驾驶安全的其他方面，如使用安全带、头盔和选择车速。酒后驾驶的驾驶员与血液中没有酒精的驾驶员相比，被卷入道路事故中的风险更高。因此，哪怕只是小酌几口，体内血液酒精含量非常低，也会降低大脑主要技能，降低判断力和抑制力，千万不可开车。

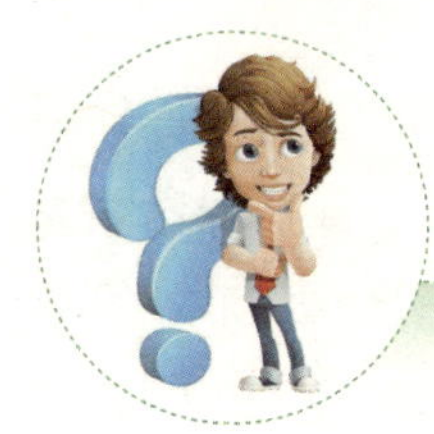

67. 喝了酒开不了车，那我该怎么回家？

我们应该牢记“喝酒不开车，开车不喝酒”的原则，努力营造“安全出行、拒绝酒驾”的社会环境。作为消费者，如果开车赴宴，就不要喝酒；如果不能避免饮酒，也可以考虑用以下替换方式避免酒驾，例如，在聚会饮酒时，保证饮酒的群体中至少有一个人没有饮酒，负责驾驶并帮助饮酒者回家；打电话让家人来接回家；选择代驾、公共交通、出租车等途径回家。此外，不但自己不要酒后驾驶，也要规劝家人和朋友不要酒后驾驶，还要注意不要乘坐饮酒司机驾驶的车辆。与乘坐没喝酒的司机的车相比，乘坐饮酒司机的车而导致交通意外死亡的风险随着司机饮酒量的增多而大大增加。

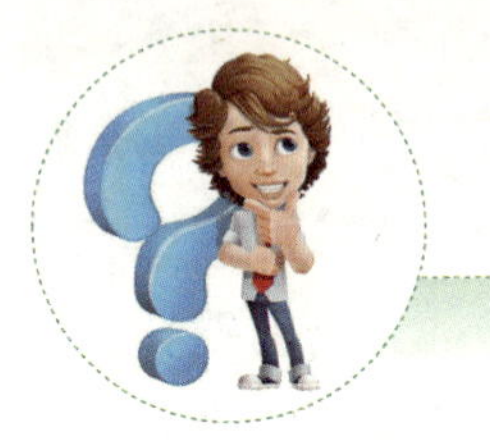

68. 酒后进行机械操作会有什么后果？

酒后不可进行生产加工、机械操作。生产加工、机械操作过程涉及起重设备、金属加工机械设备、焊接设备、探伤设备、叉车或水平运输机械等，涉及的物料也大都为金属物料，非常容易发生伤害事故，因此在这类操作过程中均有非常明确的规章和操作规程。在这些规章制度中，均明确规定“上班前不准喝酒”。

血液中极为少量的酒精就会降低大脑的各种主要技能，降低判断力和抑制力，造成注意力和警觉性降低、反应迟缓、协调能力削弱、肌肉能力减小等。当血液酒精含量达到 0.1 ~ 0.15 克 / 100 毫升时，人的反应能力会急剧下降，平衡和运动能力削弱，部分视觉功能削弱。这些功能的损害对于作业人员在检修、检查或操作过程是致命的，极易发生机械伤害和事故，轻则皮肉受伤，重则伤筋动骨、断肢致残，甚至危及生命，造成人身伤亡和财产损失。

中国酒业协会
酒与社会责任促进联盟

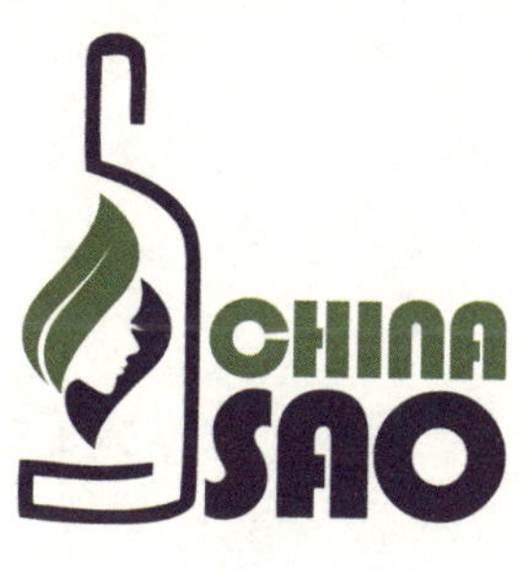

中国酒业协会酒与社会责任促进联盟(China SAO)于2015年7月11日成立，是由在中国大陆地区从事酒类生产经营活动的企业和相关组织自愿组成的全国性的非营利性组织。

联盟旨在为酒类行业提供交流和促进平台，与政府、消费者、公共卫生机构及其他相关团体合作，在中国推广理性饮酒，倡导行业自律，传递符合公认科学理论的酒类产品知识，帮助消费者建立对酒类产品的正确观念，积极推动与减少有害饮酒相关立法与公共政策的发布与执行，以及组织开展其他相关活动。

联盟为中国酒业协会的下属机构。联盟发起单位为23家国内和国际酒类生产企业，联盟轮值主席单位12家，副主席单位6家，理事单位12家，成员单位33家，另有来自大学、研究机构和非政府组织的多家伙伴单位、协作单位及多家合作媒体。

全国理性饮酒宣传周

中国酒业协会酒与社会责任促进联盟成立后，为更好地推广理性饮酒的理念，聚焦理性饮酒的三大层面：酒后驾驶、未成年人饮酒、适量饮酒方式，于2015年10月16日，首次设立并发起“全国理性饮酒日”活动。当年的活动主题为“理性文明、拒绝酒驾”，活动在全国354个城市展开。

2016年联盟将每年10月的第三周周五开始为期8天设为“全国理性饮酒宣传周”，当年10月21—28日开展了“关爱成长，非成勿饮”的宣传周活动，同时开展了“万店承诺不向未成年人售酒”活动，有426个县级以上城市同期举办宣传活动，上百个酒类企业、经销商和地方协会的上万名企业员工和志愿者参与，共同倡导理性饮酒。

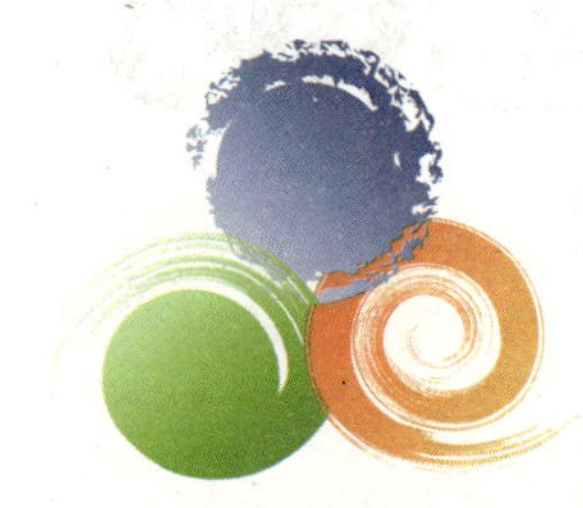

2017年10月20—27日，开展了“适量饮酒，快乐生活”的宣传周活动，除北京主会场外，全国共设有上海、重庆、深圳、杭州、厦门、武汉、哈尔滨、承德、烟台、大连、宜宾、蓬莱等12个分会场，457个县级以上城市开展活动。主题微电影《杯酒人生》点击量累计约达5 000万次。发布了酒业协会首份理性饮酒调查报告《2017中国饮酒人群适量饮酒状况白皮书》，历时5个月，样本量达8万。线上线下活动内容丰富多样化，覆盖7 000万消费者，收到了良好的效果，获得了巨大的社会反响。